Onderzoek en behandeling van peesaandoeningen – tendinose

Orthopedische casuïstiek

Onderzoek en behandeling van peesaandoeningen – tendinose

Redactie:
Koos van Nugteren
Dos Winkel

Met bijdragen van:
Paul van der Tas

Bohn Stafleu van Loghum
Houten, 2006

© 2006 Bohn Stafleu van Loghum, Houten
Alle rechten voorbehouden. Niets uit deze uitgave mag worden verveelvoudigd, opgeslagen in een geautomatiseerd gegevensbestand, of openbaar gemaakt, in enige vorm of op enige wijze, hetzij elektronisch, mechanisch, door fotokopieën, opnamen, of enig andere manier, zonder voorafgaande schriftelijke toestemming van de uitgever.

Voor zover het maken van kopieën uit deze uitgave is toegestaan op grond van artikel 16b Auteurswet 1912 j° het Besluit van 20 juni 1974, Stb. 351, zoals gewijzigd bij Besluit van 23 augustus 1985, Stb. 471 en artikel 17 Auteurswet 1912, dient men de daarvoor wettelijk verschuldigde vergoedingen te voldoen aan de Stichting Reprorecht (Postbus 3051, 2130 KB Hoofddorp). Voor het overnemen van (een) gedeelte(n) uit deze uitgave in bloemlezingen, readers en andere compilatiewerken (artikel 16 Auteurswet 1912) dient men zich tot de uitgever te wenden.

Samensteller(s) en uitgever zijn zich volledig bewust van hun taak een zo betrouwbaar mogelijke uitgave te verzorgen. Niettemin kunnen zij geen aansprakelijkheid aanvaarden voor onjuistheden die eventueel in deze uitgave voorkomen.

ISBN 90 313 4763 9
NUR 894

Ontwerp binnenwerk: TEFF Typography
Ontwerp omslag: A-graphics, Anita Amptmeijer, Apeldoorn
Automatische opmaak: Pre Press, Zeist

Bohn Stafleu van Loghum
Het Spoor 2
Postbus 246
3990 GA Houten

Voor België:
Standaard Uitgeverij/Manteau
Mechelsesteenweg 203
2018 Antwerpen

www.bsl.oc.nl

Inhoud

	Inleiding	**1**
	Koos van Nugteren	
	Anatomie en histologie	1
	Peesaandoeningen	4
	Behandelingsmogelijkheden	11
	Literatuur	13
1	**Al jaren bestaande pijn aan beide achillespezen (re > li) bij een 53-jarige vrouw**	**17**
	Koos van Nugteren	
	Inspectie en algemene palpatie	18
	Functieonderzoek	18
	Specifieke palpatie	18
	Therapie	19
	Literatuur	22
1a	**Addendum: oorzaak en behandeling van achillespeestendinose**	**23**
	Koos van Nugteren	
	Inleiding	23
	Etiologie	23
	Operatieve therapie	24
	Conservatieve therapie	25
	Excentrisch uitgevoerde krachttraining	26
	Oefenprogramma	28
	Conclusie	29
	Literatuur	30

2	**Een 45-jarige man met acuut optredende en frequent recidiverende pijn aan de binnenzijde van het bovenbeen**	33
	Koos van Nugteren	
	Inspectie	33
	Algemene palpatie	34
	Functieonderzoek	34
	Specifieke palpatie	34
	Therapie	34
	Literatuur	38
2a	**Addendum: wat is de meest efficiënte methode van krachttraining?**	39
	Koos van Nugteren	
	Inleiding	39
	Trainingsprincipes uit de krachtsport	39
	Formule voor krachttraining	40
	Stoppen met krachttraining	43
	Snelheid van uitvoering	45
	Optimale formule voor patiënten met tendinose?	46
	Algemene aanbevelingen	48
	Conclusie	48
	Literatuur	49
3	**Pijn aan de rechterelleboog bij een 53-jarige man, acuut ontstaan tijdens de bestrating van zijn tuinpad**	51
	Paul van der Tas	
	Inspectie	51
	Algemene palpatie	51
	Functieonderzoek	51
	Specifieke palpatie	52
	Therapie	52
3a	**Addendum: rekken en excentrisch uitgevoerde spierversterking – Behandelingsmogelijkheden voor een tenniselleboog**	55
	Koos van Nugteren	
	Inleiding	55
	Rekking van onderarmextensoren	57
	Excentrische spierversterking	57
	Oefenprogramma van Svernlöv et al.	58

	Injectie met corticosteroïden	58
	Aanbevelingen voor fysio-/kinesitherapeuten	59
	Literatuur	61
4	**Een 66-jarige vrouw met hevige pijn in de heup en onvermogen om te staan als gevolg van een zijwaartse val**	**63**
	Koos van Nugteren	
	Algemene palpatie	64
	Inspectie	64
	Functieonderzoek	64
	Specifieke palpatie	66
	Therapie	67
	Bespreking	68
5	**Laterale heuppijn bij een 78-jarige vrouw na werkzaamheden in de tuin**	**69**
	Koos van Nugteren	
	Inspectie	69
	Algemene palpatie	69
	Functieonderzoek	70
	Specifieke palpatie	70
	Therapie	72
5a	**Addendum: tendinose van heupabductoren als oorzaak van het trochanter major pijnsyndroom**	**75**
	Koos van Nugteren	
	Inleiding	75
	Anatomie	76
	Etiologie van het trochanter major pijnsyndroom	77
	Bursitis versus tendinose	79
	Conservatieve therapie	82
	Operatieve therapie	84
	Samenvatting	86
	Literatuur	87
6	**Een 44-jarige vrouw met persisterende knieklachten tijdens hardlopen**	**91**
	Paul van der Tas	
	Algemene palpatie	91
	Inspectie	91
	Functieonderzoek	92

Specifieke palpatie	92
Aanvullend onderzoek	92
Therapie	93
Bespreking	95
Literatuur	96

Bijlage I Chronische achillespeesblessure — 97
Excentrische spierversterking van de kuitspieren — 97

Bijlage II Chronische liesblessure — 99
Spierversterkende oefeningen — 99

Bijlage III Tenniselleboog — 101
Excentrische spierversterking en rekkingsoefeningen — 101

Bijlage IV Golfersarm — 103
Excentrische spierversterking en rekkingsoefeningen — 103

Bijlage V Tendinose van de heupabductoren — 105
Excentrische spierversterking — 105

Bijlage VI Jumper's knee — 107
Excentrische spierversterking van de m. quadriceps femoris — 107

Bijlage VIIa Rotatorcufftendinose — 109
Excentrische spierversterking — 109

Bijlage VIIb Rotatorcufftendinose — 111
Excentrische spierversterking — 111

Verwijzingen naar eerder verschenen *Orthopedische casuïstiek* — 113

Register — 115

Inleiding

Koos van Nugteren

Een spier verbindt twee botdelen met elkaar en maakt het mogelijk dat deze ten opzichte van elkaar kunnen bewegen. De pees vormt de overgang van spier naar bot en ze zet de contractie van de spier om in een beweging van het botstuk.

Peesaandoeningen komen frequent voor en niet alleen sporters kunnen er last van krijgen maar ook personen die juist weinig belastende activiteiten uitvoeren. De benaming van deze vorm van pathologie verwijst in veel gevallen naar een specifieke sportactiviteit: denk bijvoorbeeld aan de tenniselleboog, de golfersarm en de jumper's knee.

Anatomie en histologie

Het uiterlijk van een pees verschilt sterk per lokalisatie: de achillespees is rond terwijl de rotatorcuffpezen in de schouder een veel plattere vorm hebben. De overgang van pees naar bot (origo of insertie) kan plaatsvinden over een klein gebied zoals bij de insertie van de m. brachialis. Deze overgang kan echter ook een groot oppervlak betreffen, zoals bijvoorbeeld bij de origo van de m. tibialis posterior het geval is. Hierbij liggen de peesvezels min of meer parallel met het bot waar ze een sterke verbinding maken met het periost. Het periost zit op zijn beurt weer verankerd aan het bot. Wanneer peesvezels insereren in periost spreekt men van een *indirecte* pees-botovergang.

Men moet zich realiseren dat er geen abrupte overgang bestaat van pees naar spier: de pees eindigt niet ter hoogte van de spier maar loopt daarin door als een bindweefselachtige structuur die epimysium, perimysium en endomysium wordt genoemd. Hierbij is sprake van niet-contractiel bind-

Figuur 0-1
Dwarsdoorsnede van een pees, schematisch weergegeven. In werkelijkheid liggen de bundels collageen zeer dicht tegen elkaar.

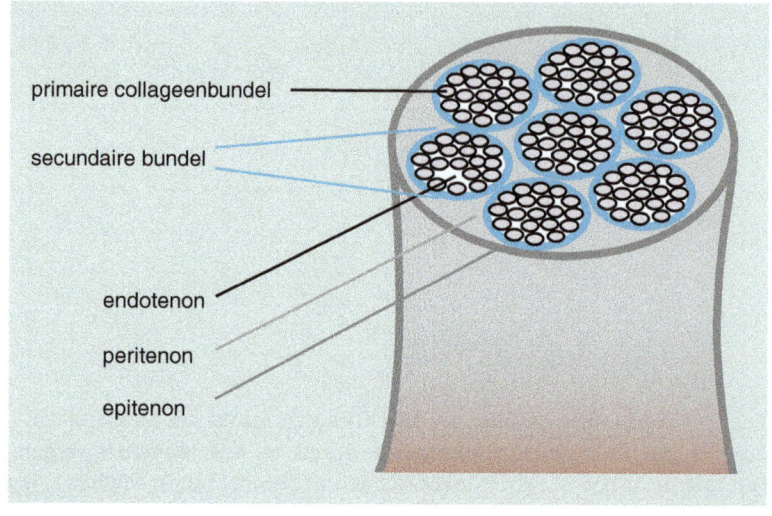

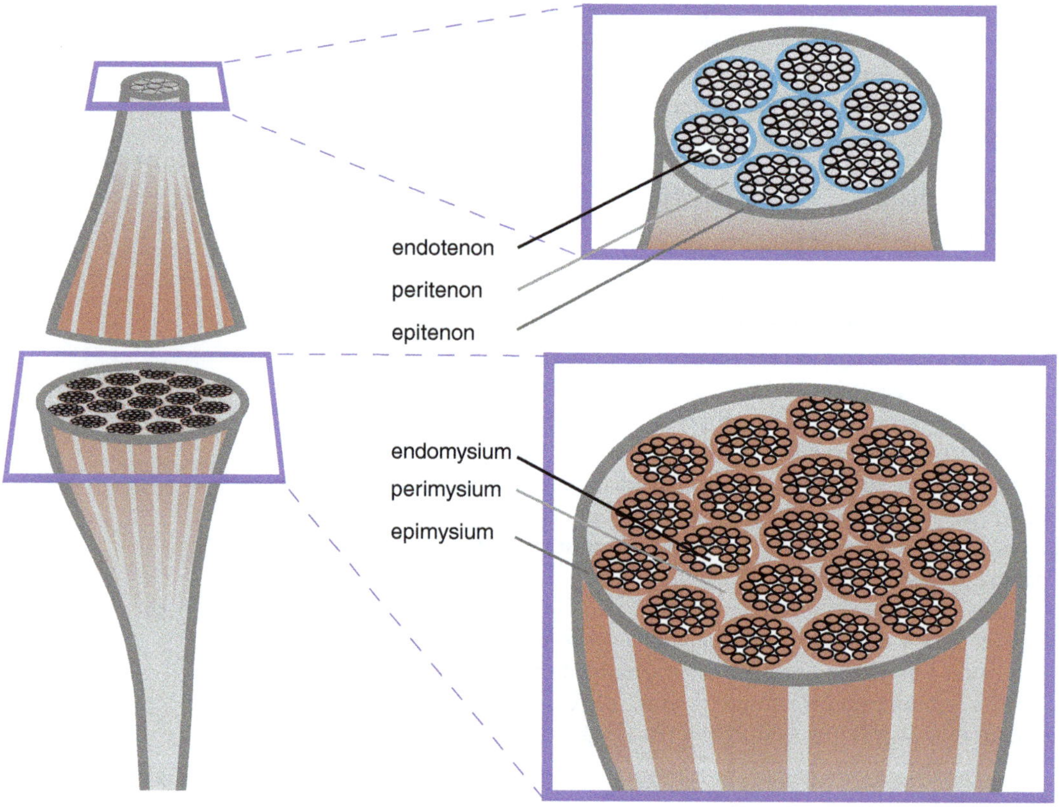

Figuur 0-2
Peesweefsel zet zich als een niet-contractiele structuur voort in de spier: het endotenon, peritenon en epitenon van de pees komen overeen met het endomysium, perimysium en epimysium van de spier.

weefsel dat zich bevindt tussen de contractiele spiervezels. Alle pathologie die wordt beschreven voor peesweefsel kan in principe ook ontstaan binnen deze niet-contractiele structuren van de spierbuik.

Het drooggewicht van een pees wordt voor ongeveer 70-80% door haar vezels bepaald. Het betreft overwegend collageenvezels van het type I* (ca. 95%) en daarnaast een beetje van het type III (ca. 5%), V en VI.[2] Wanneer gezonde peesvezels beschadigd raken, zal in eerste instantie collageentype III** worden aangelegd op de plaats van het letsel. Collageentype III is weliswaar veel zwakker dan type I, maar het kan snel in korte tijd worden aangemaakt ter reparatie van beschadigd weefsel. Op langere termijn wordt het collageentype III weer 'omgebouwd' tot collageentype I. Deze fase van weefselherstel wordt daarom ook de 'ombouwfase' genoemd.

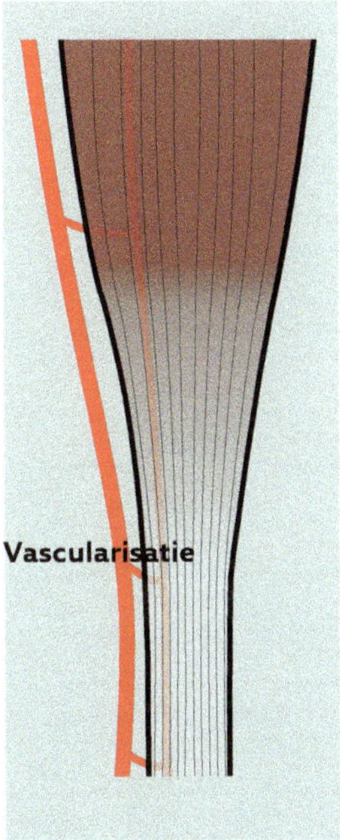

Omdat pezen een witglanzend uiterlijk hebben werd in het verleden verondersteld dat pezen een slechte doorbloeding hebben. Deze gedachte is inmiddels achterhaald. Pezen worden ruim voldoende doorbloed, maar verbruiken weinig zuurstof: tijdens spiercontracties hebben pezen in tegenstelling tot de spieren zelf *geen* verhoogde zuurstofbehoefte. Veneus bloed dat de pees verlaat blijkt nog voor 90% verzadigd te zijn met zuurstof, zodat we kunnen aannemen dat het peesweefsel het aanbod van zuurstof niet verbruikt.[1]

Doorbloeding en innervatie van een pees geschiedt door middel van vier systemen.[2]
- Ten eerste lopen er bloedvaten en zenuwen binnen in de pees parallel aan de collageenvezels.
- In het overgangsgebied van bot naar pees verbinden de bloedvaten en zenuwen van bot en periost zich met die van de pees.
- Daarnaast treedt anastomosering op met zenuwen en bloedvaten die buiten de pees lopen (*figuur 0-3*).
- Ook ontstaan er verbindingen met zenuwen en bloedvaten in het gebied van de peesschede.

Zoals elke vorm van bindweefsel in het menselijk lichaam bestaat een pees uit drie basisbestanddelen:
1 de cel (tenocyt): deze zorgt voor de productie van de twee andere bestanddelen;
2 collageenvezels: gezonde peesvezels bestaan voornamelijk uit collageentype I;
3 grondsubstantie ofwel matrix.

Vascularisatie

Figuur 0-3
Anastomosering van een bloedvat dat binnen de spierpees loopt met een bloedvat daarbuiten.

Opbouw van peesweefsel

---

* *Er zijn tot dusverre 19 typen collageen bekend. In bindweefsel wordt voornamelijk type I, II en III gevonden. Pezen en ligamenten bevatten voornamelijk collageentype I, terwijl kraakbeen vooral collageentype II bevat. Collageentype III wordt aangelegd op die plaatsen waar het bindweefsel beschadigd is.*

** *Collageentype III werd vroeger aangeduid als reticulaire vezels (= netvormige vezels).*

Aangezien ze zeer hoge trekkrachten moeten kunnen weerstaan bestaan pezen vrijwel geheel uit collageenvezels en maar voor een heel klein deel uit grondsubstantie (0,5-1%). Het drooggewicht van een volgroeide pees bestaat voor 99% uit collageen.[1]

Tenocyten worden bij mechanische vervorming gestimuleerd om vezels te produceren. Daardoor wordt een pees die veel wisselende belastingen ondergaat sterker. Bij immobilisering van een extremiteit vindt het tegenovergestelde effect plaats: de niet-werkzame pees atrofieert en degenereert, zodat al na een maand immobilisering nog slechts 20% van de oorspronkelijke belastbaarheid resteert.[7]

Peesaandoeningen

Klachten aan pezen, ofwel tendopathieën, worden meestal beschouwd als een gevolg van overbelasting. Dat idee is niet zo verwonderlijk aangezien er tijdens fysieke belasting trekkrachten op pezen worden uitgeoefend waardoor een eventueel aanwezige peesaandoening manifest kan worden. Vooral *chronische* pijnklachten die *geleidelijk* zijn ontstaan worden lang niet altijd veroorzaakt door overbelasting en kunnen zelfs in bepaalde gevallen juist worden behandeld door krachttraining.

Frequent getroffen lokalisaties van dergelijke chronische 'peesblessures' zijn:
- achillespees;
- de epicondylus lateralis van de elleboog (tenniselleboog);
- de epicondylus medialis van de elleboog (golfersarm);
- rotatorcuffpezen;
- patellapees (jumper's knee);
- heupabductoren (vaak ten onrechte gediagnosticeerd als bursitis trochanterica).

Afhankelijk van het stadium van de tendopathie wordt de pijn gevoeld bij het begin van inspanning, tijdens inspanning of direct erna.

Stadia van tendopathie

Stadium 1 Lichte pijn *na* inspanning die gewoonlijk na enkele uren weer verdwijnt.
Stadium 2 Matige pijn aan het *begin* van inspanning en *daarna*. Klachten blijven ook langer aanwezig.
Stadium 3 Pijn aan het begin van inspanning die wel minder wordt tijdens inspanning, maar niet helemaal verdwijnt. Na sporten kan de pijn dagen aanhouden.
Stadium 4 Pijn die tijdens inspanning optreedt, is zo ernstig dat de sport-/werkprestatie eronder te lijden heeft.

Stadium 5 Blijvend aanwezige pijn, ook in rust.
Stadium 6 Ruptuur; dit stadium is arbitrair doordat vaak een peesruptuur optreedt zonder eraan voorafgaande klachten.

Tendinitis versus tendinose

Een peesaandoening kan diverse oorzaken hebben. Het is zinvol hierbij onderscheid te maken tussen enerzijds peesontsteking, *tendinitis* en anderzijds het degeneratieproces dat *tendinose** wordt genoemd. Tendinitis heeft als histologisch kenmerk dat zich ontstekingscellen (leukocyten en macrofagen) in het aangedane weefsel bevinden. Klinisch kan men tendinitis herkennen aan een verhoging van de temperatuur van de pees. Bij een zuivere degeneratie van de pees (tendinose) treedt deze temperatuurverhoging niet op. Zwelling en pijn zijn symptomen die zich manifesteren bij zowel tendinitis als tendinose.

Oorzaken van tendinitis

A *Traumatische* tendinitis. Deze ontstaat direct na een acuut peesletsel zoals een ruptuur. De beschadiging zal normaliter een reparatieproces in gang zetten dat begint met een pijnlijke ontstekingsreactie. Een dergelijke ontstekingsreactie wordt ook wel inflammatie genoemd en is een normaal fysiologisch proces dat optreedt na elke weefselbeschadiging.

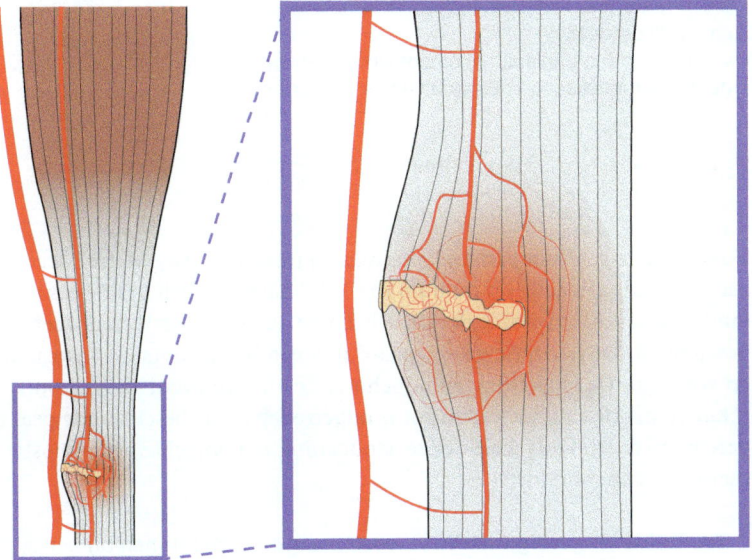

Figuur 0-4
Voorstelling van een ontstekingsreactie na een partiële peesruptuur. In de scheur vormt zich granulatieweefsel waarbinnen een netwerk van bloedvaatjes ontstaat.

---

* De term 'tendinose' wordt in Nederlandstalige landen nog weinig gebruikt. Het verdient aanbeveling om deze term (Engels: tendinosis) te gebruiken om verwarring met 'echte' ontstekingsprocessen in een pees (tendinitis) te voorkomen.

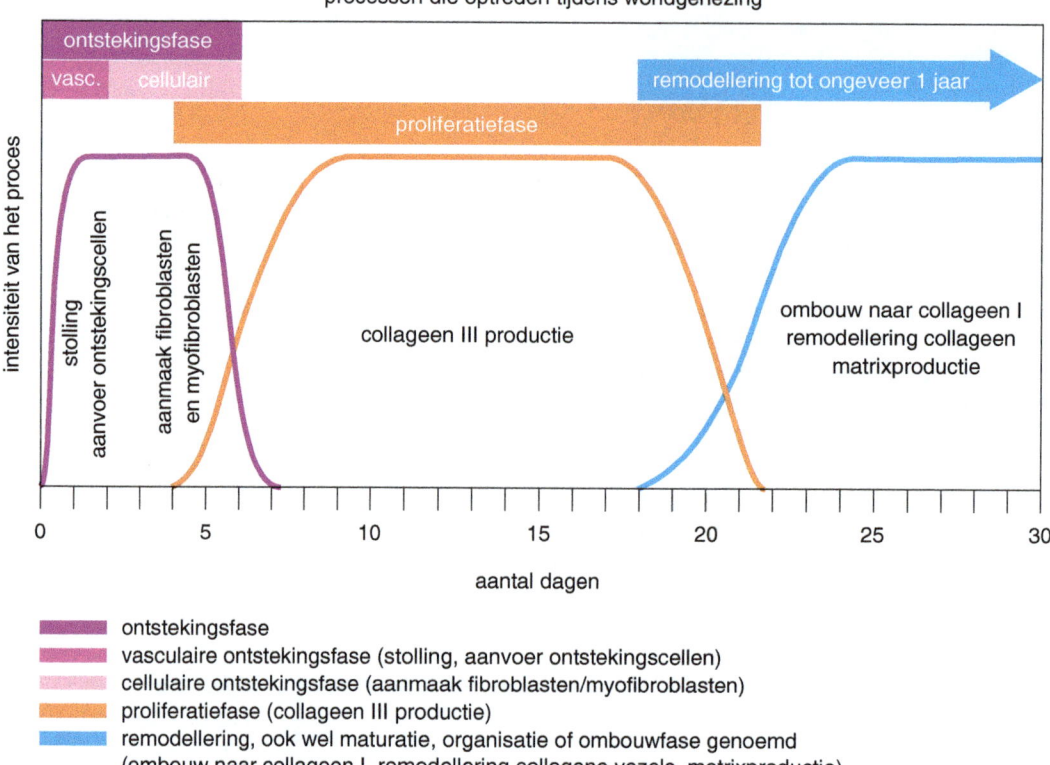

Figuur 0-5
Fysiologisch herstel na weefselletsel begint met een ontsteking (inflammatie).

B Het laatste stadium van *tendinitis calcarea* (resorptiefase). Hierbij treedt een ontstekingsreactie op rondom een kalkhaard die zich in de pees bevindt: de kalkhaard wordt door het lichaam als lichaamsvreemd weefsel beschouwd. De resorptie gaat gepaard met een hevige ontstekingsreactie en veel pijn. De ontsteking en bijbehorende klachten verdwijnen zodra totale resorptie van het kalkdepot is opgetreden en de beschadigde pees is gerepareerd. Dikwijls wordt deze aandoening ten onrechte gediagnosticeerd als acute bursitis.*

C Tendinitis als gevolg van een *auto-immuunreactie*: zo kunnen bij bepaalde vormen van reumatoïde artritis, behalve gewrichtsontsteking, bursitis en tendovaginitis, ook peesontstekingen voorkomen. Dikwijls betreft het de pezen van de hand. Berucht is *enthesitis*: een ontsteking van de peesinsertie. In zeldzame gevallen kan ook een grote pees, bijvoorbeeld de achil-

---

* Zie casus H 61a: addendum tendinitis calcarea. Koos van Nugteren. *Orthopedische casuïstiek*, mei 2004.

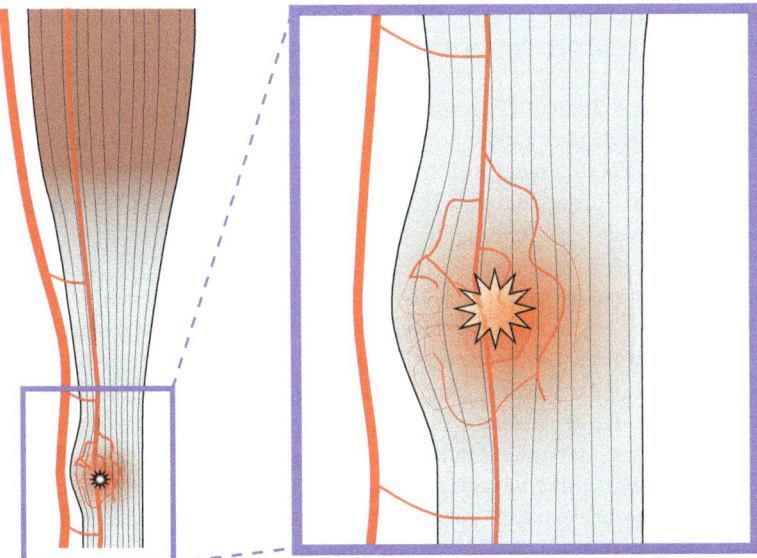

Figuur 0-6
Ontstekingsreactie rondom een kalkdepot binnen een pees.

lespees, worden getroffen door enthesitis. Een totale ruptuur is daarbij niet onmogelijk.[3] Bij tendinitis als gevolg van auto-immuunziekten is de afweer gericht tegen lichaamseigen gezond peesweefsel. Dit type ontsteking is daarom ongewenst, in tegenstelling tot de beide hierboven genoemde oorzaken. Er bestaan diverse vormen van medicatie die ontstekingsprocessen als gevolg van auto-immuunziekten kunnen remmen. Vaak wordt een corticosteroïd zoals prednison voorgeschreven. Een probleem bij dit type medicijn is dat ook *gewenste* ontstekingen erdoor geremd worden.*

D Zeldzame oorzaken zoals een corpus alienum, erfelijke aandoeningen en genetische afwijkingen. Deze aandoeningen worden verder niet in dit boek besproken.

Het ontstaansmechanisme van tendinose is nog onbekend. Soms beginnen de klachten met een klein peesletsel dat slecht geneest of recidiveert. Meestal wordt de aandoening echter *niet* voorafgegaan door een trauma.

Oorzaken van tendinose

Wondgenezing na *kleine* partiële peesrupturen begint – in tegenstelling tot wat gebruikelijk is – meestal niet met een ontstekingsproces. Binnen de pees is sprake van een zogenaamde *intrinsieke* genezing. Het herstel verloopt hierbij langzamer dan de klassieke *extrinsieke* genezing die altijd na grote letsels plaatsvindt; herstel van de wond geschiedt bij extrinsieke genezing *ook* vanuit de omringende weefsels (endotenon, epitenon). Juist

Tendinose na letsel

---

* Zie casus EV79A: *addendum corticosteroïden en hun effect op bindweefsel. Koos van Nugteren. Orthopedische casuïstiek, november 2002.*

kleine beschadigingen van de pees, waarbij het niet tot een ontstekingsreactie komt, hebben de neiging chronisch te worden.[4]

Tendinose zonder voorafgaand letsel

Tendinose treedt meestal op zonder (aanwijsbaar) voorafgaand letsel. De kwaliteit van de pees gaat zonder duidelijke oorzaak achteruit. Het is zeker niet uitgesloten dat miniletsels, veroorzaakt door licht belaste, frequent uitgevoerde repeterende bewegingen, een rol spelen bij het ontstaan van tendinose.[5]

De kwaliteit van de pees wordt door diverse factoren beïnvloed:
– *veroudering*. Degeneratieve veranderingen vinden plaats tijdens het verouderingsproces. Zo vermindert het aantal weefselcellen (fibroblasten) tijdens het ouder worden, hetgeen als directe consequentie met zich meebrengt dat de productie van collageenvezels afneemt. De oorzaak hiervan ligt onder andere in het feit dat oudere mensen in de regel minder lichamelijke activiteiten uitvoeren.[6] Rotatorcufflaesies zijn een berucht voorbeeld van de gevolgen van peesdegeneratie onder ouderen. Toch kan men bepaalde vormen van tendinose ook aantreffen bij relatief jonge personen, zoals in het geval van een jumper's knee;
– *langdurig* corticosteroïdengebruik (bijvoorbeeld prednison) leidt tot verzwakking van peesweefsel;
– *onderbelasting* en immobilisering: al geruime tijd is bekend dat bij immobilisering een aanslag wordt gepleegd op de trekkracht van pezen. Tabary et al. (1972)[7] meldden een belastbaarheid van slechts 20% na vier weken immobilisering. Drie maanden immobilisering heeft een verlies van 16% van de collageenvezels tot gevolg en bovendien vertoont het collageen een slechtere structuur en opbouw van het weefsel;[6]
– *genetische* factoren.

Bovenstaande factoren leiden tot degeneratieve veranderingen binnen de pees en een afname van de belastbaarheid waardoor sneller beschadigingen kunnen optreden.

Chronische tendinose

Van een aantal 'peesblessures' is nu bekend dat daarbij geen sprake is van tendinitis maar van tendinose, aangezien er geen ontstekingscellen voorkomen in het aangedane peesweefsel.
  Onderzochte lokalisaties van veelvoorkomende 'peesblessures' zijn:
– de achillespees;
– de peesinserties aan de mediale en de laterale humerusepicondyl c.q. golfersarm en tennisellenboog;[8,9]
– de kniepeesaanhechting aan de patella c.q. jumper's knee;[10]
– rotatorcuffdegeneratie.[11]

Over de oorzaken van deze vormen van peespathologie is nog weinig bekend. Theoretisch kan worden gesteld dat veelvuldig repeterende microtraumata zeer kleine letsels binnen een *zwakke* pees veroorzaken die niet op de normale (extrinsieke) manier kunnen genezen. Zwakte van een pees kan het gevolg zijn van veroudering en/of bewegingsarmoede. Wat betreft 'bewegingsarmoede' kan men ten aanzien van pezen misschien beter spreken van gebrek aan *krachtige* contracties van de overeenkomstige musculatuur. Het is immers bekend dat juist *duur*sporters, zoals langeafstandlopers een verhoogde kans hebben op het krijgen van achillespeesblessures.

Hoewel het nog moeilijk te verklaren is waaróm tendinose ontstaat, heeft men inmiddels wel meer kennis verworven over de veranderingen die zich binnen de pees voltrekken bij het ontstaan en het herstel van deze aandoening.

Histologische kenmerken van aangedaan peesweefsel bij chronische tendinose.
- Er worden géén ontstekingscellen gevonden in chronisch pijnlijke achillespezen.[12,13] Er is dan ook geen sprake van ontsteking. Het is daarom beter om te spreken van tendinose dan van tendinitis.
- Er bestaat een verhoogde mate van ingroei van bloedvaten.[14,15,16] De klinische betekenis hiervan is aanzienlijk: het blijkt namelijk zo te zijn dat alleen *pijnlijke* (achilles)pezen deze ingroei van bloedvaatjes vertonen. Zodra na een periode van excentrische training de pijn verdwenen is, blijken ook de bloedvaatjes te zijn verdwenen.
- Er bestaat een verhoogde mate van innervatie binnen de achillespees. Vrije zenuwuiteinden groeien in de nabijheid van de nieuwe bloedvaatjes het gedegenereerde weefsel in en spelen een rol bij het pijngevoel binnen de pees.[17]
- Er wordt een verhoogde concentratie van de neurotransmitter 'glutamaat' aangetroffen: deze stof stimuleert de prikkelgeleiding van zenuwen en is dan ook van betekenis bij pijngewaarwording. Samen met de verhoogde ingroei van vrije zenuwuiteinden geeft dit een goed antwoord op de vraag waarom 'tendinotische' pezen pijnlijk zijn.

> Onderzoek van Alfredson en Lorentzon (2003)[18] naar de glutamaatconcentraties binnen een achillespees toonde aan dat na succesvolle behandeling van achillespeestendinose – door middel van excentrische spierversterking – de glutamaatconcentratie binnen de pees weliswaar *niet* verandert, maar dat wel de bloedvaatjes verdwijnen en daarmee ook de vrije zenuwuiteinden. Dit laatste vormt een verklaring waarom de pijn bij succesvol behandelde pezen eveneens verdwijnt.

- Er worden meer fibroblasten (zich delende tenocyten) aangetroffen in 'tendinotisch' peesweefsel dan in gezond peesweefsel.
- Er bestaat een toename van de hoeveelheid grondsubstantie (matrix) tussen de vezels en de cellen. Grote hoeveelheden lange proteoglycaanketens vallen op. De peesvezels worden door de grote hoeveelheid matrix uit elkaar 'geduwd' en de pees wordt hierdoor dikker.
- Er is een afname van de hoeveelheid collageentype I-vezels die normaliter in gezond weefsel bestaat, terwijl er een toename is van de hoeveelheid

collageentype III-vezels, een weefseltype dat gewoonlijk in eerste instantie wordt geproduceerd door de fibroblasten die reageren op weefselbeschadiging. Deze 'reparatievezels' zijn zwakker dan collageentype I.[19]

– De oriëntatie van de collageenvezelstructuur is in negatieve zin veranderd.
– Dikwijls worden partiële rupturen aangetroffen in een gedegenereerde pees. Rupturen en tendinose blijken vaak samen te gaan: bij operatie van achillespeestendinose vindt men in een kwart van de gevallen ook partiële peesrupturen (Åström, 1998).[20]

De verhoogde mate van ingroei van bloedvaten, het grote aantal fibroblasten en de toename van de hoeveelheid grondsubstantie en collageentype III-vezels zijn kenmerken die ook gezien worden bij andere wondgenezingsprocessen. Wat echter ontbreekt zijn de – eerdergenoemde – ontstekingscellen. Gedegenereerd peesweefsel is dus niet inflammatoir. Tendinose kan, in tegenstelling tot 'normale' wondgenezing, maanden voortduren zonder dat er in de situatie enige verandering optreedt. Men zou deze aandoening als volgt kunnen beschrijven:

Tendinose is een vergeefse poging van peesweefsel om zichzelf te repareren. Hierbij ontstaat het beeld van slecht georganiseerde collageenvezels (type III), gescheiden door een overmaat van grondsubstantie met daarin verspreid liggende hypervasculaire en hypercellulaire gebieden.

Het belang van de ingroei van bloedvaatjes en vrije zenuwuiteinden in aangedane pezen komt naar voren in diverse onderzoeken van Ohberg en Alfredson (2002 en 2005).[21,22,23] Zij behandelden tendinosepatiënten met een lokaal scleroserende*injectie ter plaatse van nieuwgevormde bloedvaatjes zodat de desbetreffende neovascularisatie voor een deel of zelfs helemaal werd stilgelegd. Men kon het effect van de injectie direct waarnemen door middel van kleurendopplerechografie. Met het verminderen of verdwijnen van het neovasculaire weefsel verminderde ook de pijn in de aangedane pees. De studies betroffen de achillespees en de kniepees (jumper's knee). Enkele behandelde patiënten waren topatleten, die een paar weken na de behandeling weer zeer hoge belastingen op het aangedane peesweefsel konden verdragen.[23]

---

* *Door middel van scleroserende injecties worden bloedvaatjes vernietigd. De onderzoekers gebruikten hiervoor polidocanol, een middel dat onder meer wordt toegepast bij de bestrijding van spataderen.*

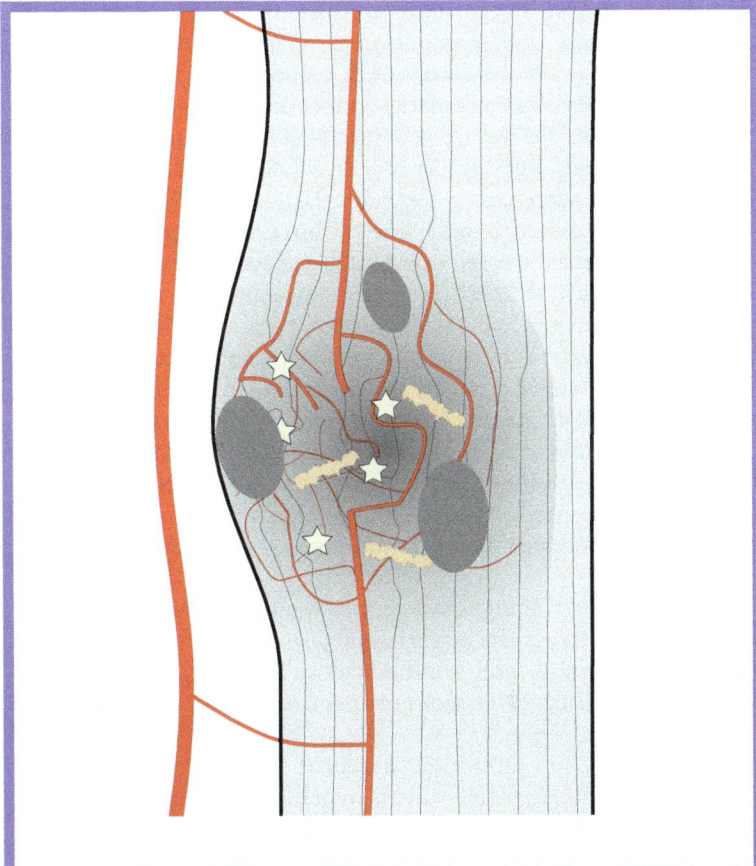

Figuur 0-7
Voorstelling van een aantal degeneratieve processen in peesweefsel: zwelling, partiële rupturen, necrotische plekken, kalkhaardjes, verstoring van een juiste oriëntatie van collageenvezels en neovascularisatie.

Behandelingsmogelijkheden

Operatief ingrijpen bij aangedaan peesweefsel is uiteraard een middel dat pas mag worden toegepast als conservatieve maatregelen geen resultaat hebben gehad. Verschillende operatieve technieken worden beschreven ter behandeling van degeneratieve chronische peesaandoeningen. Gewoonlijk wordt tijdens de operatie abnormaal gedegenereerd peesweefsel geëxcideerd. Wanneer een groot deel van de pees chirurgisch wordt verwijderd, kan daarna soms een peesreconstructie nodig zijn met behulp van peesweefsel uit de omgeving van het letsel. Tijdens de revalidatie van de patiënt zal zich nieuw gezond peesweefsel vormen op de plek waar het aangedane weefsel is weggehaald. Het herstel duurt gewoonlijk zeer lang. Afhankelijk van de grootte van het letsel volgt dikwijls een revalidatieperiode van vier tot twaalf maanden.

Operatieve behandeling

Spierversterkende oefeningen prikkelen het peesweefsel tot aanmaak van collageenvezels van goede kwaliteit en oriëntatie. *Afwisseling* van span-

Oefentherapie en training

ning-ontspanning op de pees heeft een positieve invloed op de activiteit van de fibroblasten. Deels wordt dit effect veroorzaakt door directe vervorming van de fibroblasten, deels heeft het ook te maken met signalen, geproduceerd door piëzo-elektrische veranderingen, die tijdens de training in het peesweefsel worden bewerkstelligd. Toepassing van *isometrische* oefeningen (statisch) ligt dus niet voor de hand. Isotonische oefeningen* daarentegen garanderen een wisselende belasting op het weefsel.

Regelmatige, excentrisch toegepaste krachttraining, waarbij de grenzen van de belastbaarheid worden benaderd, blijkt een gunstige invloed te hebben op de trekvastheid van een pees. De pees adapteert geleidelijk aan de zwaardere eisen die eraan gesteld worden. De patiënt merkt dat op door de hogere belastbaarheid van de pees en vermindering van pijn. De verbetering is ook waarneembaar als een verbetering in het histologische beeld van de pees: de grote hoeveelheid matrix die zich tussen het collageen bevindt vermindert, de oriëntatie van de collageenvezels verbetert en de neovascularisatie binnen de pees verdwijnt. Mét het verdwijnen van deze vascularisatie verdwijnen tevens de vrije zenuwuiteinden die verantwoordelijk zijn voor de pijngewaarwording.

Anders dan het geval is bij het scleroseren van bloedvaten blijkt dus dat door excentrisch toegepaste krachttraining ook de structuur van de pees *in haar geheel* verbetert: de pees wordt slanker en krijgt langzaam haar gezonde uiterlijk terug.[24] Hierdoor neemt ook de belastbaarheid weer toe.

Fysiotherapie en kinesitherapie

De werkzaamheid van excentrisch toegepaste krachttraining bij de behandeling van achillespeesblessures is inmiddels voldoende aangetoond. Hoewel minder onderzoek is gedaan naar het belang van excentrische krachttraining bij tennisellebogen[9], rotatorcuffletsels[25], jumper's knee[26,27] en hamstringletsels[28] geven de gepubliceerde artikelen goede hoop dat ook deze aandoeningen volgens hetzelfde principe kunnen worden behandeld. Bij de IAOM** heeft men enkele jaren ervaring met deze vorm van behandelen en boekt men hiermee vrijwel steeds goede resultaten.

Fysiotherapeuten of kinesitherapeuten die kennis hebben van deze materie kunnen gewoonlijk in een of meer sessies patiënten duidelijk maken hoe de oefeningen dienen te worden uitgevoerd, waarna zij vervolgens thuis hun programma of training kunnen uitvoeren. Enkele controleafspraken om de patiënt te motiveren en zo nodig het oefenprogramma aan te passen zijn meestal voldoende.

---

* *Principe van isotonische krachttraining: de externe last (bijvoorbeeld een halter) die moet worden verplaatst verandert niet van gewicht tijdens het herhaald uitvoeren van de oefening. De term is verwarrend aangezien de 'tonus' van de spier altijd verandert tijdens 'isotonische' training. Deze oefeningen zijn eenvoudig uit te voeren zonder gebruik van geavanceerde apparatuur.*
* ** *International Academy of Orthopaedic Medicine.*

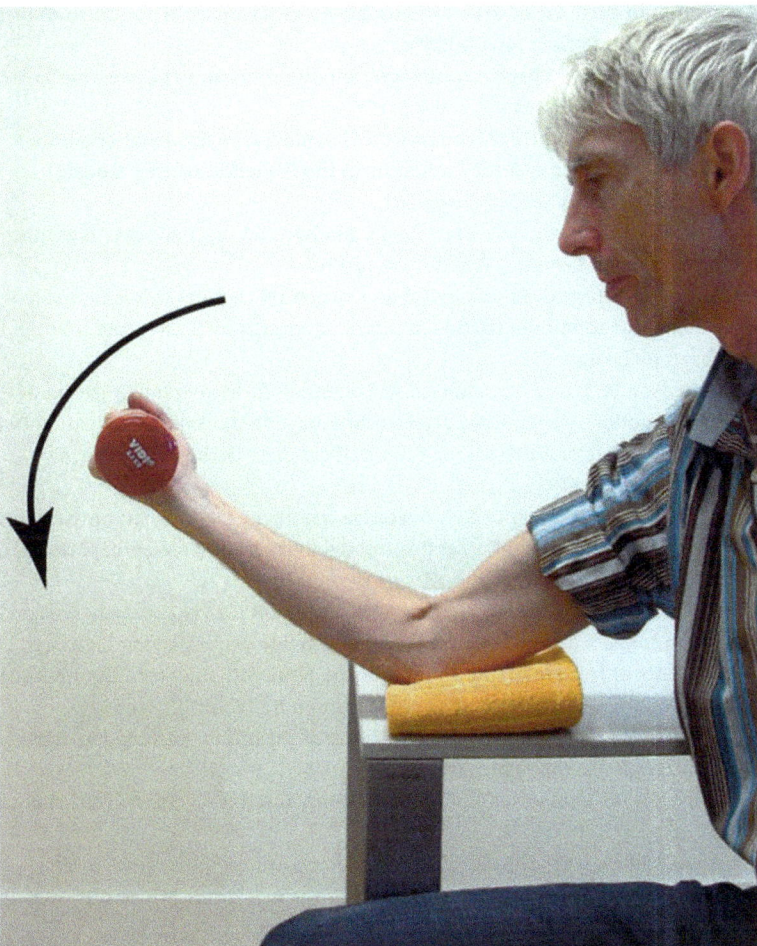

Figuur 0-8
Excentrische contractie van de m. biceps brachii.

De – volgens huidige inzichten – meest efficiënte methode van excentrische spierversterking komt in de volgende hoofdstukken uitgebreid aan de orde. Concrete oefenprogramma's voor de meest voorkomende tendinosen zijn toegevoegd in de vorm van bijlagen achterin het boek. Deze oefenprogramma's kunnen eenvoudig thuis worden uitgevoerd en zijn goed te gebruiken als instructiemateriaal voor tendinosepatiënten.

Literatuur

1 Morree JJ de. Dynamiek van het menselijk bindweefsel. Functie, beschadiging en herstel. Houten/Diegem: Bohn Stafleu van Loghum, 2001: pp. 130-1.
2 Berg F van de. Toegepaste fysiologie. Bindweefsel van het bewegingsapparaat. Utrecht: Lemma BV, 2000: pp. 160-2.
3 Matsumoto K, Hukuda S, Nishioka J, Asajima S. Rupture of the Achilles

tendon in rheumatoid arthritis with histologic evidence of enthesitis. A case report. Clin Orthop 1992 Jul;(280):235-40.
4   Berg F van de. Toegepaste fysiologie. Bindweefsel van het bewegingsapparaat. Utrecht: Lemma BV, 2000: p. 167.
5   Nakama LH, King KB, Abrahamsson S, Rempel DM. Evidence of tendon microtears due to cyclical loading in an in vivo tendinopathy model. J Orthop Res 2005 Sep;23(5):1199-205.
6   Berg F van de. Toegepaste fysiologie. Bindweefsel van het bewegingsapparaat. Utrecht: Lemma BV, 2000: pp. 145-85.
7   Tabary J, Tabary C. Physiological and structural changes in the cat's soleus muscle due to immobilisation at different lengths by plaster cats. J Physiol 1972;149:231-44.
8   Alfredson H, Ljung BO, Thorsen K, Lorentzon R. In vivo investigation of ECRB tendons with microdialysis technique – no signs of inflammation but high amounts of glutamate in tennis elbow. Acta Orthop Scand 2000;71(5): 475-9.
9   Svernlöv B. Adolfsson L. Non-operative treatment regime including eccentric training for lateral humeral epicondylalgia. Scand J Med Sci Sports 2001; 11:328-34.
10 Alfredson H, Forsgren S, Thorsen K, Lorentzon R. In vivo microdialysis and immunohistochemical analyses of tendon tissue demonstrated high amounts of free glutamate and glutamate NMDAR1 receptors, but no signs of inflammation, in Jumper's knee. J Orthop Res 2001;19(5):881-6.
11 Uhthoff HK, Sano H. Pathology of failure of the rotator cuff tendon. Orthop Clin North Am 1997 Jan;28(1):31-41.
12 Alfredson H, Lorentzon R. Chronic Achilles Tendinosis. Sports Med 2000; 29(2):135-45.
13 Alfredson H, Lorentzon R. Chronic tendon pain: no signs of chemical inflammation but high concentrations of the neurotransmitter glutamate. Implications for treatment? Curr Drug Targets 2002;3(1):43-54.
14 Tallon C, Maffulli N, Ewen SW. Ruptured Achilles tendons are significantly more degenerated than tendinopathic tendons. Med Sci Sports Exerc 2001; 33(12):1983-90.
15 Ohberg L, Lorentzon R, Alfredson H. Neovascularisation in Achilles tendons with painful tendinosis but not in normal tendons: an ultrasonographic investigation. Knee Surg Sports Traumatol Arthrosc 2001;9(4):233-8.
16 Weinberg EP, Adams MJ, Hollenberg GM. Color Doppler sonography of patellar tendinosis. AJR Am J Roentgenol 1998 Sep;171(3):743-4.
17 Alfredson H, Ohberg L, Forsgren S. Is vasculo-neural ingrowth the cause of pain in chronic Achilles tendinosis? An investigation using ultrasonography and colour Doppler, immunohistochemistry, and diagnostic injections. Knee Surg Sports Traumatol Arthrosc 2003 Sep;11(5):334-8.
18 Alfredson H, Lorentzon R. Intratendinous glutamate levels and eccentric training in chronic Achilles tendinosis: a prospective study using microdialysis technique. Knee Surg Sports Traumatol Arthrosc 2003 May;11(3): 196-9. [Epub 2003 Apr 24]
19 Cook JL, Khan KM, Purdam C. Achilles tendopathy. Manual Ther 2002;7(3): 121-30.

20 Åström M. Partial rupture in chronic Achilles tendinopathy. A retrospective analysis of 342 cases. Acta Orthop Scand 1998;69(4):404-7.
21 Ohberg L, Alfredson H. Ultrasound guided sclerosis of neovessels in painful chronic Achilles tendinosis: pilot study of a new treatment. Br J Sports Med 2002 Jun;36(3):173-5.
22 Alfredson H, Ohberg L. Sclerosing injections to areas of neo-vascularisation reduce pain in chronic Achilles tendinopathy: a double-blind randomised controlled trial. Knee Surg Sports Traumatol Arthrosc 2005 May;13(4):338-44.
23 Alfredson H, Ohberg L. Neovascularisation in chronic painful patellar tendinosis –promising results after sclerosing neovessels outside the tendon challenge the need for surgery. Knee Surg Sports Traumatol Arthrosc 2005 Mar;13(2):74-80.
24 Ohberg L, Lorentzon R, Alfredson H. Eccentric training in patients with chronic Achilles tendinosis: normalised tendon structure and decreased thickness at follow up. Br J Sports Med 2004 Feb;38(1):8-11.
25 Jonsson P, Wahlstrom P, Ohberg L, Alfredson H. Eccentric training in chronic painful impingement syndrome of the shoulder: results of a pilot study. Knee Surg Sports Traumatol Arthrosc 2006 Jan;14(1):76-81.
26 Young MA, Cook JL, Purdam CR, Kiss ZS, Alfredson H. Eccentric decline squat protocol offers superior results at 12 months compared with traditional eccentric protocol for patellar tendinopathy in volleyball players. Br J Sports Med 2005 Feb;39(2):102-5.
27 Jonsson P, Alfredson H. Superior results with eccentric compared to concentric quadriceps training in patients with jumper's knee: a prospective randomised study. Br J Sports Med 2005 Nov;39(11):847-50.
28 Brockett CL, Morgan DL, Proske U. Predicting hamstring strain injury in elite athletes. Med Sci Sports Exerc 2004 Mar;36(3):379-87.

1 Al jaren bestaande pijn aan beide achillespezen (re > li) bij een 53-jarige vrouw

Koos van Nugteren

Een 53-jarige medewerkster aan een huisartsenopleiding had al jaren pijn aan beide achillespezen, waarbij vooral haar rechtervoet veel klachten veroorzaakte. De vrouw deed niet aan sport. Zij kreeg aanvankelijk alleen pijn wanneer zij ging wandelen, maar na korte tijd 'liep' ze de pijn er weer uit. Toen de situatie aan de rechtervoet verslechterde gebeurde dat niet meer: de pijn verergerde juist tijdens het lopen en zij moest uiteindelijk na vijf minuten al stoppen wegens de ondraaglijke pijn. Het viel patiënte op dat er op de rechter achillespees een bobbel was ontstaan waarvoor zij haar huisarts raadpleegde. Zij werd doorverwezen naar een orthopeed die een echografie liet uitvoeren. Het echogram toonde een inhomogeen verdikte achillespees rechts over een traject van 7 cm. Er waren geen aanwijzingen voor calcificaties. Ter plaatse van de insertie was de rechter achillespees weer versmald. De – minder pijnlijke – linker achillespees toonde degeneratieve veranderingen en een verdikking ter plaatse van de insertie op de calcaneus.

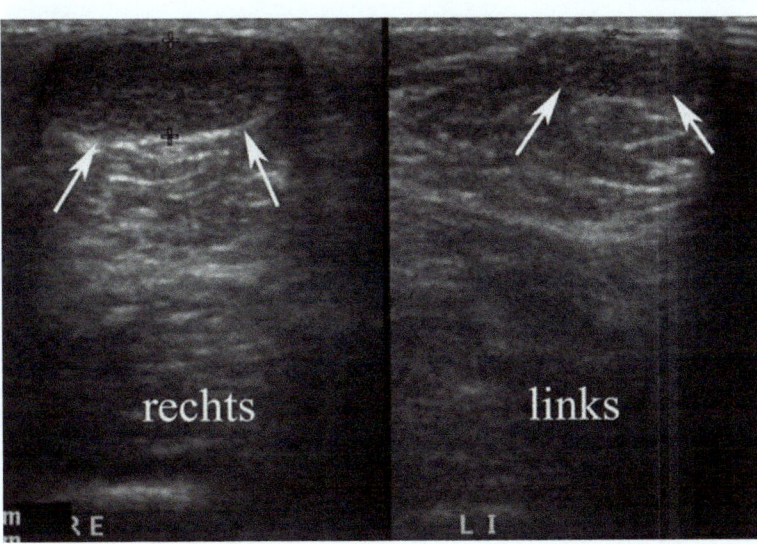

Figuur 1-1
Echogram van de ('midportion') achillespees beiderzijds. De transversale doorsnede toont aan de rechterzijde een verdikte achillespees in vergelijking met links.

Patiënte werd rechtszijdig ingegipst met de voet in een spitsvoetstand om de achillespees te ontlasten. Nog terwijl haar rechtervoet in het gips zat, wees een bevriende arts haar op een fysiotherapeut die dit soort aandoeningen behandelde door middel van oefentherapie. Zij nam direct contact met hem op en er werd een afspraak gemaakt. Twee dagen nadat het gips was verwijderd vond het consult plaats.

Status praesens

Patiënte heeft de indruk dat er weinig in haar situatie is veranderd door de gipsbehandeling: zij heeft nog steeds veel pijn, ook in rust, en kan slechts vijf minuten achtereen wandelen. Ook links heeft zij, hoewel in mindere mate, een pijnlijke achillespees.

Patiënte heeft ook polsklachten, migraine en hartritmestoornissen. Daarnaast lijdt zij aan een lichte vorm van psoriasis. Bloedonderzoek toonde geen reumafactor.

Inspectie en algemene palpatie

Er is sprake van een duidelijk zichtbare, spoelvormige zwelling aan de rechterzijde, 4 tot 10 cm proximaal van de calcaneus. De achillespezen zijn *niet* warm. De linker achillespees vertoont een minimale zwelling vlak boven de insertie aan het tuber calcanei.

Functieonderzoek

Er is sprake van hypermobiele enkelgewrichten. Verder zijn er geen bijzonderheden.

Specifieke palpatie

Rechts: nauwkeurige palpatie bevestigt de eerdere bevindingen: er bestaat drukpijn ter plaatse van de zwelling aan de rechter achillespees.
Links: er is sprake van drukpijn op de achillespees ter plaatse van de aanhechting op de calcaneus tot circa 2 centimeter erboven. Hier bestaat slechts een geringe zwelling.

Interpretatie

Alle onderzoeksgegevens wijzen op tendinose van de rechter achillespees en een insertietendopathie* aan de linkerzijde. Aangezien er ook pijn is in rust kan men spreken van stadium 5 wat betreft de rechterzijde.

---

* *Een insertietendopathie is een vorm van tendinose op of vlak bij de aanhechting van de pees op het bot.*

Diagnose

Achillespeestendinose rechts en een insertietendopathie links

Therapie

De behandeling van achillespeestendinose bestaat uit een oefenprogramma van excentrische spierversterking voor de kuitmusculatuur.* Een insertietendopathie is moeilijk behandelbaar, want eigenlijk kennen we hiervoor nog geen goede conservatieve therapie *(zie addendum 1a)*. Desondanks wordt besloten *beide* pezen te behandelen met excentrische spierversterkende oefeningen.

Een complicerende factor bij déze patiënte is het feit dat zij de afgelopen maand was ingegipst. Gipsimmobilisering heeft een zeer verzwakkend effect op peesweefsel en is eigenlijk gecontraïndiceerd. Het is daarom niet verstandig om direct na gipsimmobilisering hoge belastingen op de pees toe te laten. We besluiten dan ook om nog een paar weken te wachten met het starten van de training. Bovendien kan dan worden beoordeeld of de gipsbehandeling enig effect heeft gehad.

Wanneer na enkele weken de situatie niet is veranderd begint mevrouw voorzichtig met het oefenprogramma.

Uitvoering bij *ernstige* dubbelzijdige achillespeestendinose:
  Stand met de voorvoeten op de eerste traptrede. Patiënte gaat op haar tenen staan en steunt daarbij met haar hand op de trapleuning. Ideaal is het wanneer gebruikgemaakt kan worden van twee trapleuningen. Vervolgens wordt er niet meer gesteund op de trapleuning (men kan deze wel vasthouden om het evenwicht te bewaren) en bewegen de beide hielen naar omlaag *(figuur 1-2)*. Als deze excentrische contractie op beide voeten toch nog erg pijnlijk is dan kan men ook hierbij enigszins blijven steunen met de hand(en).

Uitvoering bij *milde* dubbelzijdige en bij *enkelzijdige* achillespeestendinose:
  Zie addendum 1a bij deze casus en bijlage I achter in het boek.

Patiënte voert de oefening tweemaal per dag uit: daarbij worden steeds drie series van 15 herhalingen toegepast, eerst met een gestrekt been en daarna met een gebogen been.
  Een tweede echogram dat korte tijd later wordt gemaakt toont geen

---

* *Zie casus EV 81A: addendum excentrisch spierversterken als behandeling bij achillespeestendinose. Koos van Nugteren. Orthopedische casuïstiek, mei 2003.*

Figuur 1-2
Bij ernstige dubbelzijdige achillespeestendinose wordt de excentrische contractie met beide voeten tegelijk uitgevoerd.
A. Uitvoering met gestrekt been.
B. Uitvoering met gebogen been.

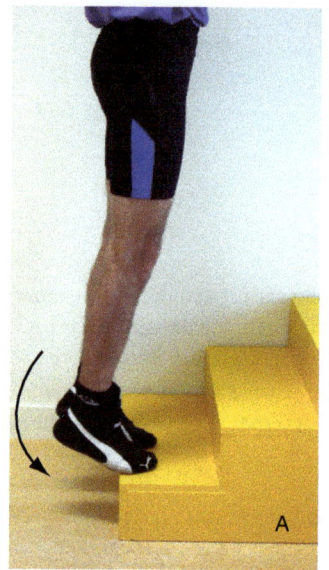
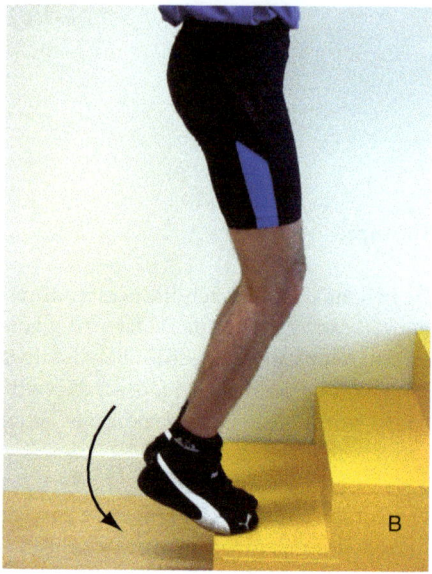

enkele verandering in de situatie ten opzichte van het eerste echogram: de gipsimmobilisering heeft dus geen waarneembaar effect gehad op de structuur van het peesweefsel. Ook een röntgenfoto levert geen nieuwe gezichtspunten op: er zijn geen afwijkingen te zien van de ossale structuren. De behandelend orthopeed overweegt nu om haar te opereren, maar daar voelt patiënte niet veel voor. Zij suggereert de orthopeed om nu eerst het oefenprogramma van de fysiotherapeut een kans te geven. Zij is hiermee inmiddels al begonnen.

Follow-up

Na drie weken oefenen is de situatie licht verbeterd. Patiënte heeft in rust geen pijn meer en kan circa tien minuten achtereen lopen, maar moet dan stoppen wegens felle pijn.

Na zes weken oefenen is de situatie beduidend beter dan in het begin: patiënte heeft minder pijn, die tijdens wandelen ook later optreedt dan voorheen. Bij palpatie valt op dat de structuur van de pees vooruitgaat: de aanvankelijk forse spoelvormige zwelling van de rechter achillespees is afgenomen. Met het blote oog is deze zelfs nauwelijks nog zichtbaar. Links is de situatie echter niet verbeterd en is de insertietendopathie nog steeds aanwezig.

Na drie maanden is de toestand van de *rechter* achillespees goed te noemen. In vergelijking met het begin van de therapie is de situatie zeer bevredigend. De belangrijkste klacht is nu nog de startpijn die optreedt na langdurig zitten, maar snel verdwijnt wanneer zij begint te lopen. Hiermee is de tendinose teruggebracht van stadium 5 naar stadium 2.

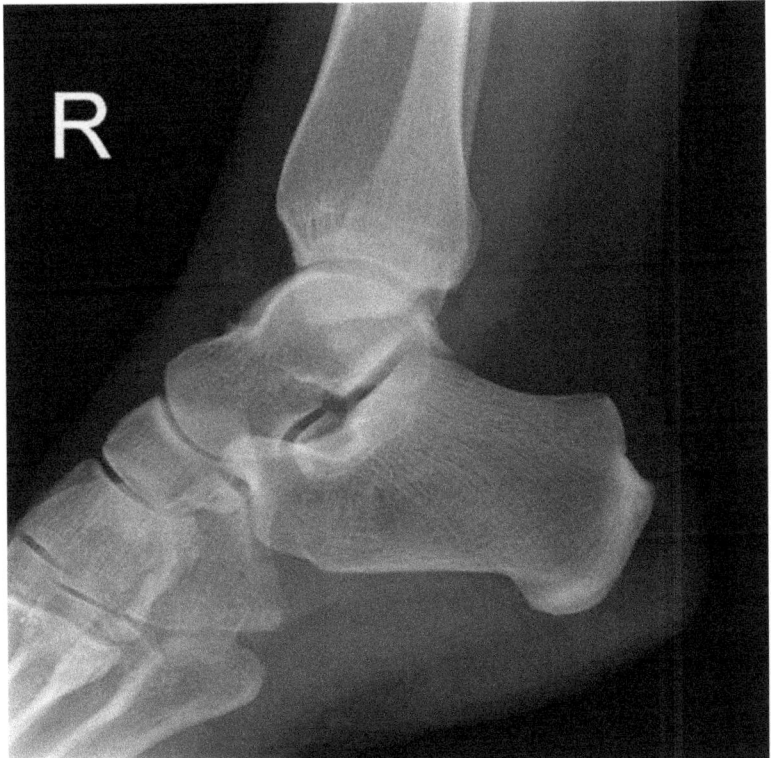

Figuur 1-3
Een conventionele röntgenfoto toont geen afwijkingen van de ossale structuren. Er worden ook geen calcificaties aangetroffen in de weke delen.

Er is nog een lichte zwelling palpabel maar ook deze is duidelijk minder dan bij aanvang van de therapie.

Het goede resultaat bij de rechter achillespees wordt helaas overschaduwd door een toename van pijnklachten aan de linkerzijde. Het trainingsprogramma heeft dus geen gunstig effect gehad op de insertietendopathie links. Deze bevinding komt overeen met hetgeen in de literatuur hierover wordt beschreven.[1] We besluiten de training voor de linkerzijde dan ook stop te zetten. Patiënte krijgt het advies om zorgvuldig die schoenen te dragen die weinig druk op de calcaneus veroorzaken. De druk van het contrefort provoceert namelijk duidelijk pijn op haar linkerhiel. Om deze mechanische irritatie te minimaliseren wordt aanbevolen haar schoenen zo weinig mogelijk te dragen. Zij voelt nog steeds niets voor een operatie en geeft vooralsnog de voorkeur aan een afwachtend beleid.
Verdere follow-up ontbreekt nog.

Bespreking

Deze casus toont ons dat ernstige achillespeestendinose met succes kan worden behandeld door middel van excentrisch toegepaste spierversterking van de kuitspieren. In deze patiëntengeschiedenis wordt ook duidelijk dat men bij chronische achillespeesblessures goed onderscheid dient te maken tussen 'mid-portion' tendinose en insertietendopathie. De prognose voor beide aandoeningen bij bovenstaand beschreven conservatief beleid (excentrische toegepaste spierversterking) blijkt duidelijk van elkaar te verschillen. Het is trouwens opmerkelijk dat bij de in deze casus besproken patiënte beide aandoeningen tegelijkertijd voorkwamen.

Literatuur

1 Fahlstrom M, Jonsson P, Lorentzon R, Alfredson H. Chronic Achilles tendon pain treated with eccentric calf-muscle training. Knee Surg Sports Traumatol Arthrosc 2003 Sep;11(5):327-33.

1a Addendum: oorzaak en behandeling van achillespeestendinose

Koos van Nugteren

Inleiding

Een achillespeesblessure is meestal chronisch. Tot voor kort bestond er veel onduidelijkheid over de oorzaak en aard van deze aandoening en was het lastig hiervoor een adequate behandeling te geven. Recente publicaties verschaffen ons nu meer duidelijkheid: zo worden bijvoorbeeld goede resultaten beschreven van excentrisch toegepaste spierversterkende oefeningen. De literatuur over dit onderwerp is inmiddels dusdanig uitgebreid dat men kan spreken van een evidence-based therapie. Een concreet oefenprogramma voor behandeling van achillespeestendinose wordt in dit addendum besproken.

> Een achillespees*blessure* is verreweg in de meeste gevallen gelokaliseerd in het peesweefsel dat zich 2 tot 8 cm craniaal van de calcaneus bevindt. Wanneer een peesblessure langer dan drie maanden bestaat, spreekt men van pees*degeneratie* (tendinose). Wanneer de pijn zich ter plaatse van de *aanhechting* aan de calcaneus manifesteert, spreekt men van een insertietendopathie: deze is moeilijker behandelbaar dan echte tendinose.

Etiologie

Hoewel men achillespeestendinose vaak in verband brengt met sportactiviteiten wordt de aandoening ook vaak aangetroffen bij niet-sporters. Het idee bestaat dat lichte degeneratie van de achillespees latent aanwezig kan zijn bij klachtenvrije personen. Pijn ontstaat pas wanneer de pees wordt blootgesteld aan hoge belastingen.

> Åström[1] onderzocht 342 gevallen van achillespeestendinose. Hij vond geen oorzakelijk verband tussen fysieke inspanning en het ontstaan van tendinose, maar vermoedde dat een latent aanwezige achillespeesblessure

> manifest kan worden door een zwaar belastende sport. Zo blijkt dat bij een zware sport als badminton de spelers relatief vaak klachten krijgen van een achillespees. Fahlstrom et al. (2002)[2,3] merkten op dat 32% van de Zweedse badmintontop in de afgelopen vijf jaar wel eens last heeft gehad van een achillespeesblessure. Badmintonspelers van middelbare leeftijd lopen een nog groter risico (44%).

Behalve badminton zijn atletiek en voetbal takken van sport waarin de aandoening betrekkelijk vaak voorkomt.

In het verleden veronderstelde men dat een gestoorde biomechanica, bijvoorbeeld asymmetrie van de onderste extremiteiten, de aandoening kon veroorzaken. Het ziet er echter naar uit dat er geen oorzakelijk verband bestaat tussen biomechanische afwijkingen en achillespeestendinose.[1] Er zijn ook geen aanwijzingen dat het type schoeisel een rol speelt en de oorzaak van deze aandoening is dus nog onbekend.

Wel is duidelijk geworden dat bepaalde vormen van medicatie zoals corticosteroïden* en quinolonen** achillespeesdegeneratie kunnen bewerkstelligen. Vermoedelijk vormt bij deze medicijnen het remmend effect op ontstekingsprocessen het probleem: ontsteking (inflammatie) is immers nodig om een reparatieproces in beschadigd weefsel op gang te brengen. Het reparatieproces binnen de aangedane pees wordt door corticosteroïdengebruik dus tegengegaan. Deze ongewenste bijwerking wordt gezien zowel na een injectie in de pees als na oraal gebruik van dit medicament.

Ook tendinose die *niet* is veroorzaakt door corticosteroïdengebruik lijkt het gevolg te zijn van een verstoord reparatieproces: ondanks het feit dat – de vaak aanwezige – partiële rupturen reparatie (genezing) nodig maken, ontbreken de voor dit proces essentieel noodzakelijke ontstekingscellen.

Operatieve therapie

Een operatie levert in de meeste gevallen redelijk goede resultaten op, echter op lange termijn blijft de geopereerde zijde meetbaar zwakker dan de niet-aangedane zijde.[4] Verder blijkt op middellange termijn de mate van botdichtheid van de calcaneus aan de geopereerde zijde te zijn verminderd. Ten slotte gaat elke open operatie gepaard met de bijbehorende risico's zoals infecties. De beslissing tot een operatieve ingreep wordt

---

* Zie casus EV 79A: Addendum corticosteroïden en hun effect op bindweefsel. Koos van Nugteren. Orthopedische casuïstiek, november 2002.
** Zie casus EV 80A: addendum tendinitis en ruptuur van de achillespees bij dialysepatiënten en patiënten die worden behandeld met quinolonen. Pat Wyffels. Orthopedische casuïstiek, november 2002.

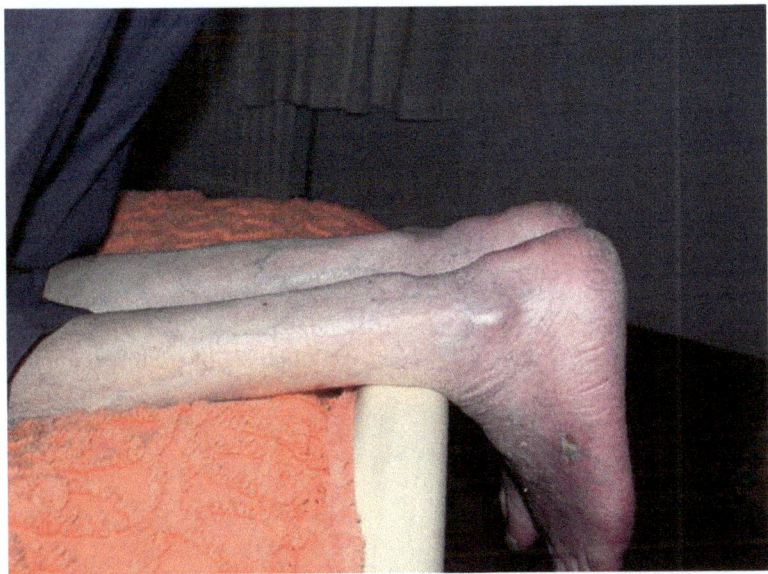

Figuur 1a-1
Een dubbelzijdige achillespeesruptuur die spontaan ontstond bij een 75-jarige CARA-patiënte die hoge doseringen corticosteroïden had moeten gebruiken.*

daarom pas genomen als de aandoening minstens zes maanden bestaat en wanneer conservatief beleid heeft gefaald.

Conservatieve therapie

Conservatieve therapie bestond in het verleden vooral uit *passieve* interventies zoals rust, gips, (nacht)spalk, schoenaanpassingen, fysiotechnische applicaties, corticosteroïdeninjecties en medicatie zoals NSAID's. De resultaten hiervan waren in het algemeen teleurstellend en ook zijn er geen goed gedocumenteerde studies bekend waarin hun nut als behandelvorm tegen achillespeestendinose duidelijk wordt aangetoond. Nu bekend is dat van een ontstekingsproces bij deze aandoening geen sprake is, dient men zich af te vragen of toepassing van ontstekingsremmers zoals NSAID's en corticosteroïdeninjecties wel enige waarde kán hebben.

Tot dusverre hebben bovengenoemde vormen van therapie in ongeveer een kwart van de gevallen niet kunnen voorkomen dat de aandoening voortduurde, zodat uiteindelijk zelfs een operatie volgde. Een passief beleid blijkt dus niet zo zinvol te zijn.

---

* Zie casus EV 82: sinds een halfjaar bestaande loopstoornissen bij een 75-jarige CARA-patiënte. Koos van Nugteren. Orthopedische casuïstiek, mei 2003.

Excentrisch uitgevoerde krachttraining

Recente publicaties tonen daarentegen juist een goed resultaat van de tegenovergestelde aanpak: krachttraining, bij voorkeur excentrisch uitgevoerd. Deze therapie is vooral succesvol wanneer sprake is van tendinose in de pees zelf. Wanneer alleen de *insertie* op de calcaneus is aangedaan blijkt excentrisch toegepaste spierversterking veel minder effect op te leveren.[5] Door middel van palpatie is eenvoudig vast te stellen of sprake is van een betrekkelijk zeldzame insertietendopathie of van een – veel vaker voorkomende – 'mid-portion' tendinose. In het aan dit addendum voorafgaande hoofdstuk 1 worden een insertietendopathie én 'mid-portion' tendinose bij dezelfde patiënte besproken: een opmerkelijke combinatie.

Wetenschappelijke onderbouwing

Stanish et al. (1986)[6] vonden goede resultaten bij toepassing van *excentrisch* toegepaste spierversterkende oefeningen. Kellis et al. (1995)[7] merkten al op dat er bij het excentrisch trainen minder kans bestaat op spierpijn en spierbeschadiging. Alfredson et al. (1998)[8] kozen in hun onderzoek dan ook voor deze behandelvorm.

Alfredson et al. (1998)[8] vergeleken twee groepen van ieder vijftien patiënten – allen recreatieve sporters – die leden aan chronische achillespeestendinose.

De eerste groep kreeg een oefenprogramma met excentrische spierversterkende oefeningen van de kuitmusculatuur.
De tweede groep kreeg de tot dan toe gebruikelijke conservatieve therapie.

Na twaalf weken kon iedereen van de eerste (excentrisch getrainde) groep weer volledig aan sport deelnemen, was de spierkracht van het aangedane been volledig hersteld en was de pijn sterk afgenomen. Na twee jaar waren veertien van de vijftien sporters nog steeds tevreden met het bereikte resultaat. Eén patiënt moest alsnog worden geopereerd. Van de tweede (conservatief behandelde maar *niet* excentrisch getrainde) groep was echter niemand hersteld: alle patiënten werden uiteindelijk geopereerd.

In diverse vervolgonderzoeken, uitgevoerd door Silbernagel et al. (2001)[9], Mafi et al. (2001)[10], Ohberg et al. (2004)[11] en Roos et al. (2004)[12], werden de positieve effecten van excentrische training van kuitmusculatuur bij achillespeestendinose bevestigd. Mafi et al. onderzochten ditmaal echter ook de effecten van *concentrische* training op achillespeestendinose: uiteindelijk bleek na twaalf weken oefenen dat:
82% van de excentrisch getrainde groep (nagenoeg) was hersteld;
36% van de concentrisch getrainde groep (nagenoeg) was hersteld.

Hoewel het onderliggende mechanisme nog niet helemaal duidelijk is, blijkt – volgens dit onderzoek – excentrisch trainen dus duidelijk een meerwaarde te hebben boven concentrisch trainen. Later is ditzelfde opmerkelijke verschil ook gevonden bij patiëntengroepen die spierversterkende oefeningen uitvoerden ter behandeling van jumper's knee (Jonsson en Alfredson, 2005).[13]

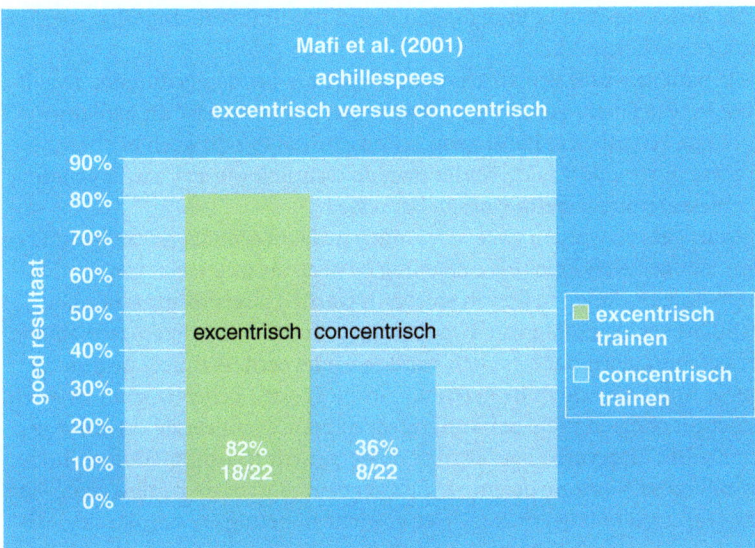

Figuur 1a-2
Excentrische versus concentrische training.

Ohberg et al. toonden aan dat het positieve effect van de training ook objectief gemeten kon worden door middel van echografisch onderzoek. De echografische dikte van aangedane achillespezen nam significant af na het volgen van een oefenprogramma waarin excentrische spierversterking werd toegepast.

Roos et al. (2004)[14] toonden aan dat excentrische spierversterking een duidelijk beter resultaat opleverde dan het dragen van een nachtspalk waarmee de kuitspieren werden gerekt. Toepassing van *beide* behandelingen (excentrisch trainen en daarbij het 's nachts dragen van een spalk) bleek minder effectief te zijn dan *alleen* excentrisch trainen. In deze publicatie wordt aangetoond dat passieve therapie een goed herstelproces juist in de weg kan staan.

Oefenprogramma*

Uitvoering

De patiënt staat met de voorvoeten op een verhoging, bijvoorbeeld een traptrede, vlak bij de muur. Voor het evenwicht kan de patiënt tegen de muur leunen. Hij gaat op de tenen staan, tilt het niet-aangedane been van de grond omhoog en laat de hiel van het standbeen rustig omlaag zakken. De knie van het standbeen blijft gestrekt. Vervolgens plaatst de patiënt de niet-aangedane voet weer terug op de rand van de traptrede en gaat hierna weer op de tenen staan, enzovoorts.

Na drie series van 15 herhalingen wordt dezelfde oefening uitgevoerd met een gebogen knie.

De patiënt wordt geïnstrueerd om twee keer per dag gedurende twaalf weken te oefenen. Het is de patiënt toegestaan om naast dit oefenprogramma recreatief te hardlopen. Voorwaarde is dat dit geen of slechts weinig pijn veroorzaakt. Verder mag de techniek van het hardlopen door de blessure niet nadelig worden beïnvloed.

Zoals gezegd worden twee oefeningen gedaan: één met gestrekte knie en één met gebogen knie. Elke oefening bestaat uit drie series van vijftien herhalingen. Enige mate van spierpijn wordt geaccepteerd. Pijn in de achillespees als gevolg van de oefeningen wordt ook geaccepteerd zolang de oefening goed beheerst kan worden uitgevoerd. Wanneer de pijn zo hevig is dat de patiënt de oefening *niet* meer goed beheerst kan uitvoeren, moet hij stoppen of de belasting verminderen. Wanneer de oefening gemakkelijk uitgevoerd kan worden en de patiënt daarbij niets voelt in de achillespees wordt de oefening juist verzwaard door de patiënt een zware jas of rugzak te laten dragen. Het gewicht in de rugzak bepaalt de dosering.

Dus: gedurende 12 weken: 2× per dag:
– 3 series van 15 herhalingen met de benen gestrekt.
– 3 series van 15 herhalingen met de benen gebogen.

Analogie met andere aandoeningen

Alfredson et al. (2002)[15,16,17] hebben zich bij hun onderzoek naar peesdegeneratie geconcentreerd op de achillespees, de kniepees (jumper's knee) en de pees van de m. extensor carpi radialis brevis in de elleboog (tenniselleboog). Het blijkt dat zich op al deze lokalisaties soortgelijke processen kunnen voordoen. Inmiddels is bekend dat men hetzelfde degeneratieve beeld ook kan aantreffen in de pezen van de rotator cuff en rondom de trochanter major van de heup. De termen tendinitis, apexitis, epicondylitis geven niet een juiste weergave van de realiteit, aangezien ontstekingsprocessen in chronisch pijnlijke pezen afwezig, of nagenoeg afwezig blijken te zijn. Het is dus beter te spreken van tendinose of – in het geval van een tenniselleboog – van epicondylalgie.[18]

---

* Het getoonde oefenprogramma is beschreven door Alfredson et al.[17]

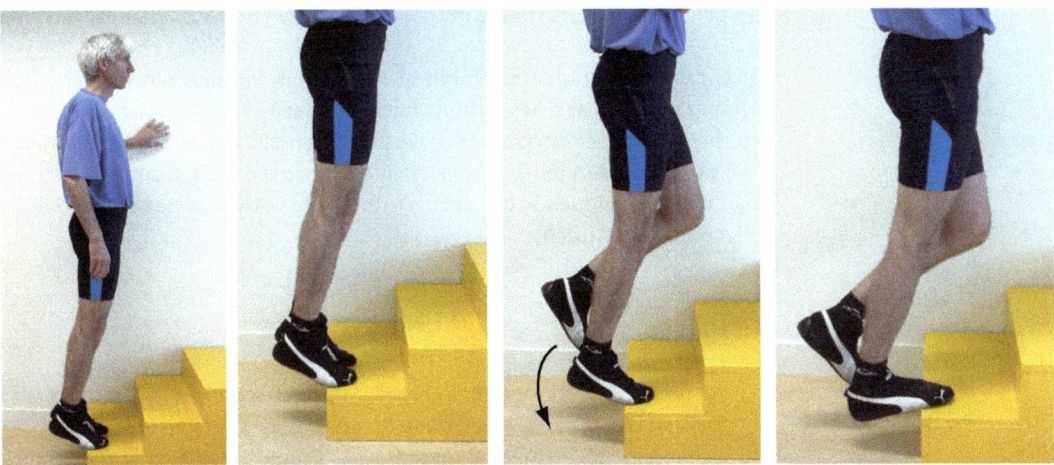

Figuur 1a-3
Excentrisch uitgevoerde spierversterkende oefeningen voor de m. triceps surae rechts. Uitvoering met gestrekte knie (naar Alfredson et al.).

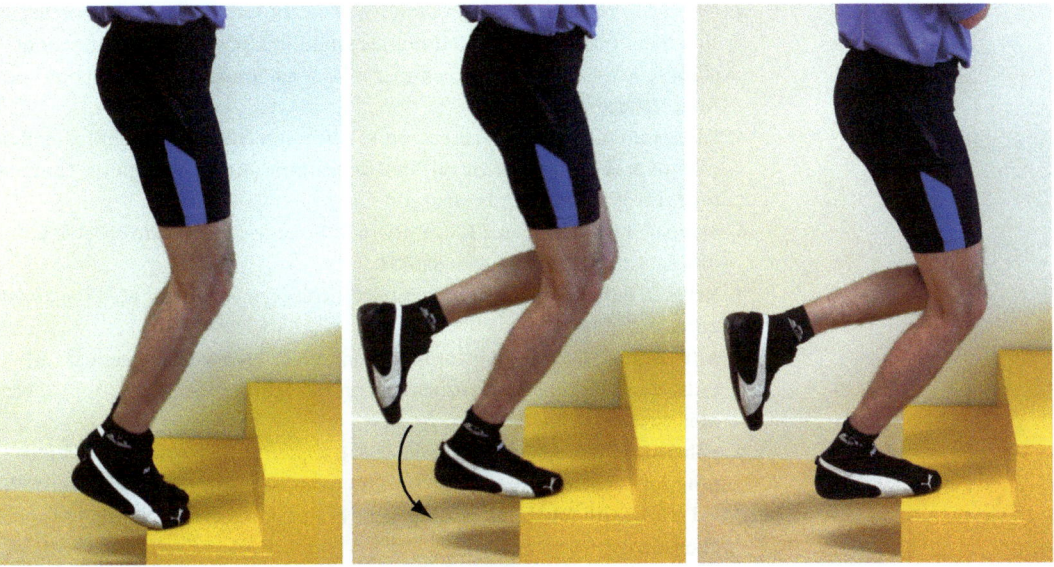

Figuur 1a-4
Dezelfde oefening, nu uitgevoerd met een gebogen knie.

Conclusie

Het therapeutisch effect van excentrisch toegepaste spierversterking bij de behandeling van peesdegeneratie wordt steeds beter wetenschappelijk onderbouwd. Wat betreft chronische 'mid-portion' achillespeesblessures

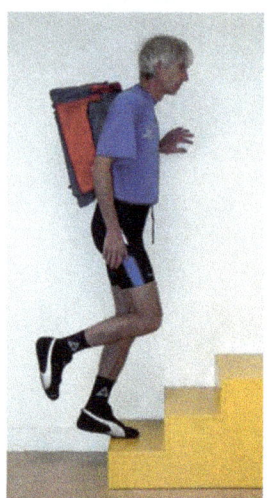

Figuur 1a-5
Om de oefening te verzwaren kan men bijvoorbeeld een rugzak dragen.

bestaat er inmiddels voldoende bewijs dat deze vorm van training effectief is.

Vooral fysiotherapeuten en kinesitherapeuten kunnen een waardevolle bijdrage leveren aan het terugdringen van deze vaak maanden tot jaren voortslepende peesblessure. Enkele afspraken om het oefenprogramma aan de patiënt duidelijk te maken en vervolgens enkele controleafspraken zijn meestal voldoende om deze hardnekkige vorm van peespathologie effectief te bestrijden.

Literatuur

1 Åström M. Partial rupture in chronic Achilles tendinopathy. A retrospective analysis of 342 cases. Acta Orthop Scand 1998;69(4):404-7.
2 Fahlstrom M, Lorentzon R, Alfredson H. Painful conditions in the Achilles tendon region: a common problem in middle-aged competitive badminton players. Knee Surg Sports Traumatol Arthrosc 2002 Jan;10(1):57-60.
3 Fahlstrom M, Lorentzon R, Alfredson H. Painful conditions in the Achilles tendon region in elite badminton players. Am J Sports Med 2002 Jan-Feb; 30(1):51-4.
4 Ohberg L, Lorentzon R, Alfredson H. Good clinical results but persisting side-to-side differences in calf muscle strength after surgical treatment of chronic Achilles tendinosis: a 5-year follow-up. Scand J Med Sci Sports 2001 Aug;11(4):207-12.
5 Fahlstrom M, Jonsson P, Lorentzon R, Alfredson H. Chronic Achilles tendon pain treated with eccentric calf-muscle training. Knee Surg Sports Traumatol Arthrosc 2003 Sep;11(5):327-33.
6 Stanish WD, Rubinovich RM, Curwin S. Eccentric exercise in chronic tendinitis. Clin Orthop 1986;(208):65-8.
7 Kellis E, Baltzopoulos V. Isokinetic eccentric exercise. Sports Med 1995;19(3): 202-22.
8 Alfredson H, Pietilä T, Jonsson P, Lorentzon R. Heavy-load eccentric calf muscle training for the treatment of chronic Achilles tendinosis. Am J Sports Med 1998;26(3):360-6.
9 Silbernagel KG, Thomee R, Thomee P, Karlsson J. Eccentric overload training for patients with chronic Achilles tendon pain: a randomised controlled study with reliability testing of the evaluation methods. Scand J Med Sci Sports 2001;11(4):197-206.
10 Mafi N, Lorentzon R, Alfredson H. Superior short-term results with eccentric calf muscle training compared to concentric training in a randomized prospective multicenter study on patients with chronic Achilles tendinosis. Knee Surg Sports Traumatol Arthrosc 2001;9(1):42-7.
11 Ohberg L, Lorentzon R, Alfredson H. Eccentric training in patients with chronic Achilles tendinosis: normalised tendon structure and decreased thickness at follow up. Br J Sports Med 2004 Feb;38(1):8-11.
12 Roos EM, Engstrom M, Lagerquist A, Soderberg B. Clinical improvement after 6 weeks of eccentric exercise in patients with mid-portion Achilles

tendinopathy – a randomized trial with 1-year follow-up. Scand J Med Sci Sports 2004 Oct;14(5):286-95.
13 Jonsson P, Alfredson H. Superior results with eccentric compared to concentric quadriceps training in patients with jumper's knee: a prospective randomised study. Br J Sports Med 2005 Nov;39(11):847-50.
14 Roos EM, Engstrom M, Lagerquist A, Soderberg B. Clinical improvement after 6 weeks of eccentric exercise in patients with mid-portion Achilles tendinopathy – a randomized trial with 1-year follow-up. Scand J Med Sci Sports 2004 Oct;14(5):286-95.
15 Alfredson H, Ljung BO, Thorsen K, Lorentzon R. In vivo investigation of ECRB tendons with microdialysis technique – no signs of inflammation but high amounts of glutamate in tennis elbow. Acta Orthop Scand 2000;71(5): 475-9.
16 Alfredson H, Forsgren S, Thorsen K, Lorentzon R. In vivo microdialysis and immunohistochemical analyses of tendon tissue demonstrated high amounts of free glutamate and glutamate NMDAR1 receptors, but no signs of inflammation, in Jumper's knee. J Orthop Res 2001;19(5):881-6.
17 Alfredson H, Lorentzon R. Chronic tendon pain: no signs of chemical inflammation but high concentrations of the neurotransmitter glutamate. Implications for treatment? Curr Drug Targets 2002 Feb;3(1):43-54.
18 Svernlöv B. Adolfsson L. Non-operative treatment regime including eccentric training for lateral humeral epicondylalgia. Scand J Med Sci Sports. 2001;11:328-34.

2 Een 45-jarige man met acuut optredende en frequent recidiverende pijn aan de binnenzijde van het bovenbeen

Koos van Nugteren

Vijf jaar geleden overkwam het hem voor het eerst: een toen 40-jarige man maakte tijdens overleg met een collega een misstap: hij voelde een venijnige pijn in zijn lies en kon vervolgens geen stap meer verzetten. Hij moest een week met krukken lopen om zich te kunnen voortbewegen. Het probleem verdween vanzelf in de loop van enkele weken, totdat enkele maanden later zich dezelfde klacht weer voordeed. Sindsdien zakte patiënt nog vele malen door zijn heup waarbij steeds hetzelfde patroon zich herhaalde: wanneer hij zich verstapte voelde hij plotseling een venijnige pijn in zijn lies, had vervolgens moeite met lopen, waarna de situatie zich in de loop van dagen tot weken weer verbeterde. Naar schatting van de patiënt deed dit fenomeen zich circa vijf keer per jaar voor.

Patiënt leidde de laatste twee jaar een passief leven. Voordien deed hij nog zwaar werk in een ijzergieterij maar door omstandigheden verloor hij zijn werk en zijn thuis. Hij verbleef de laatste tijd in een tehuis voor daklozen waar weinig aan lichaamsbeweging gedaan werd. Er was intussen een traject voor hem uitgezet met als doel hem weer aan het maatschappelijke leven te laten deelnemen.

Na het laatste recidief werd patiënt doorverwezen voor fysiotherapie. Een week na het optreden van dat recidief zag ik hem voor het eerst.

Status praesens

Patiënt heeft lichte pijn aan de binnenzijde van zijn bovenbeen vlak onder het os pubis.

Inspectie

Aangezien het laatste recidief een week geleden heeft plaatsgevonden is de pijn niet meer zo hevig en kan patiënt weer op een normale manier lopen.

Algemene palpatie

Geen bijzonderheden. Er is geen sprake van waarneembare warmte of zwelling.

Functieonderzoek

– Abductie van het heupgewricht is licht pijnlijk.
– Adductie tegen weerstand is pijnlijk.

Specifieke palpatie

Duidelijke drukpijn wordt gevoeld op de pees van de m. adductor longus. Aan de heterolaterale niet-aangedane zijde bestaat deze drukpijn niet.

Interpretatie

Het functieonderzoek wijst op een adductorentendinose. De ziektegeschiedenis van de patiënt doet daarbij denken aan een recidiverende ruptuur. Waarschijnlijk is hier sprake van een zwak gedegenereerd deel in de pees of in de spier-peesovergang van de m. adductor longus. Het betreft een 'tendinotische' plek die steeds ruptureert, waarna onvoldoende herstel optreedt.

Men dient zich te realiseren dat zich binnen de spier bindweefsel bevindt dat histologisch overeenkomsten vertoont met het bindweefsel van een pees *(zie paragraaf Anatomie aan het begin van de inleiding)*. Daarom kan het fenomeen 'tendinose' soms ook binnen in een spier bestaan.

> **Diagnose**
>
> Recidiverende ruptuur van de gedegenereerde pees of spier-peesovergang van de m. adductor longus.

Therapie

Zodra de ruptuur enigszins is genezen wordt het doel van de therapie de kwaliteit van de 'tendinotische' pees te verbeteren, zodat de kans op een recidief wordt geminimaliseerd. Excentrische spierversterking is bij uitstek de therapie wanneer een tendinose is vastgesteld. De belangrijkste functie van de m. adductor longus is, de naam zegt het al: adductie. Excentrische oefening van de adductoren is weliswaar mogelijk door middel van specifieke oefenapparatuur *(zie figuur 2-2)*, maar vaak kunnen zowel patiënt als fysiotherapeut hierover niet beschikken. Oefenen in een

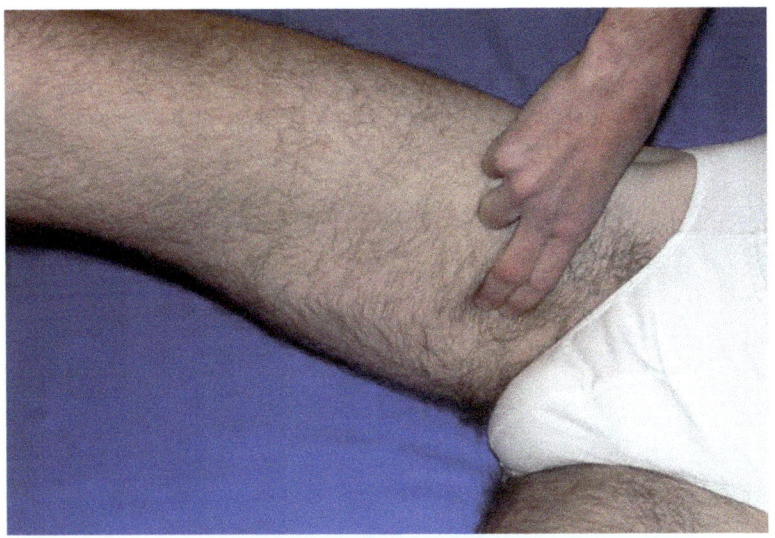

Figuur 2-1
Men laat het te onderzoeken been een adductiebeweging tegen weerstand uitvoeren: hierbij wordt een 'rond koord' juist distaal van het tuberculum pubicum zichtbaar en voelbaar. Dit 'koord' is de rand van de m. adductor longus, die palpabel is van het tuberculum pubicum tot aan de kruisende m. sartorius.

fitnesscentrum is voor veel mensen niet aantrekkelijk of te kostbaar, zoals ook in dit geval.

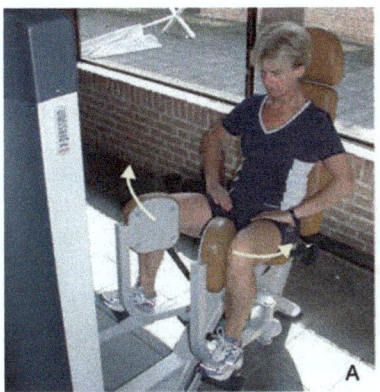
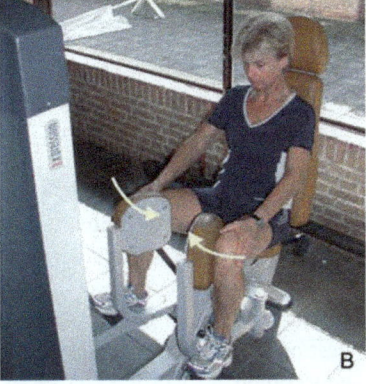

Figuur 2-2
Apparatuur waarmee de adductoren van de heup excentrisch kunnen worden getraind.
A. De benen spreiden zich langzaam terwijl het apparaat weerstand geeft in abductierichting: excentrische contractie van de adductoren.
B. De benen sluiten zich met de hulp van de handen om de weerstand van het apparaat te overwinnen.

Daarom wordt besloten tot het geven van een algemeen oefenprogramma van krachttraining, waarbij de musculatuur rondom de heup wordt versterkt.

Hölmich et al. (1999)[1] vergeleken twee groepen 'liesblessure'-patiënten: de ene groep werd behandeld met passieve vormen van fysiotherapie en de andere groep met een actieve en gevarieerde training van musculatuur rondom het heupgewricht. De actieve therapie bleek een veel beter resultaat op te leveren dan het passieve beleid *(zie figuur 2-3)*.

Figuur 2-3
Training versus passieve fysiotherapie.

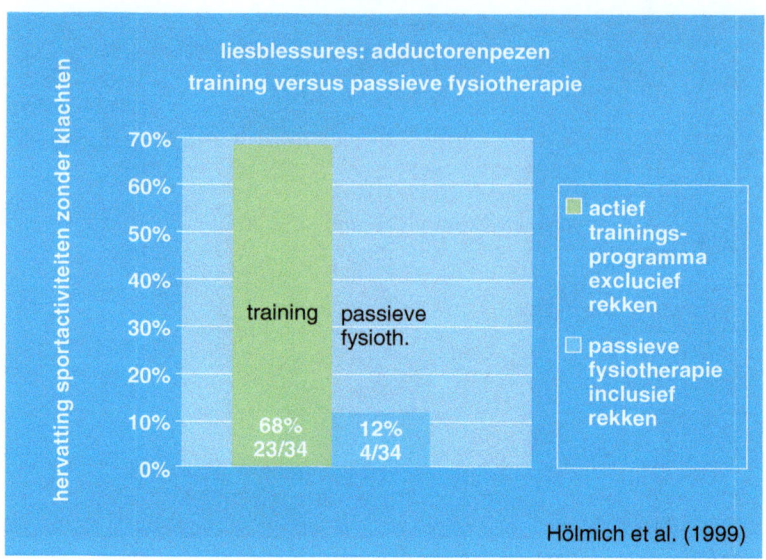

Hölmich et al. (1999)

Patiënt krijgt huiswerkoefeningen die hijzelf kan uitvoeren in het opvangcentrum voor daklozen waar ook een klein oefenzaaltje aanwezig is. De oefeningen bestaan uit krachttraining van rompspieren, bilspieren en beenspieren *(zie ook bijlage II achter in het boek)*. De dosering moet uiteraard worden aangepast aan de mate van pijn die nog bestaat.

Verder wordt patiënt aangeraden, voor zover hij dit kan, te fietsen en te wandelen.

Concreet worden de volgende huiswerkoefeningen uitgevoerd (in de loop van enkele weken opgebouwd in zwaarte):
– rekoefeningen van de adductoren voor en na de krachttraining: drie keer een halve minuut rekken;
– squats (kniebuigingen verzwaard met gewichten). De hielen kunnen het best op een verhoging (balkje) worden gezet om achterovervallen te voorkomen. Er worden vier series van 15 herhalingen toegepast;
– lunges (uitvalpassen) die na verloop van tijd worden verzwaard met gewichten. Ook zijwaarts worden uitvalpassen gemaakt;
– buikspiertraining in lig: diagonale halve situps 4× 15×;
– squats waarbij gewichten voorlangs de knieën worden gebracht 4× 15×;
– steps waarbij wordt gebruikgemaakt van een steeds hoger opstapbankje.

Om de spier-peeshypertrofie en kracht van het spier-peesapparaat zo snel mogelijk weer op te bouwen wordt geoefend in series van 15 herhalingen. Aangezien bij de hierboven besproken squatoefeningen min of meer dezelfde spieren worden getraind zou men in dit geval ook twee of drie series van 15 herhalingen per oefening kunnen toepassen.

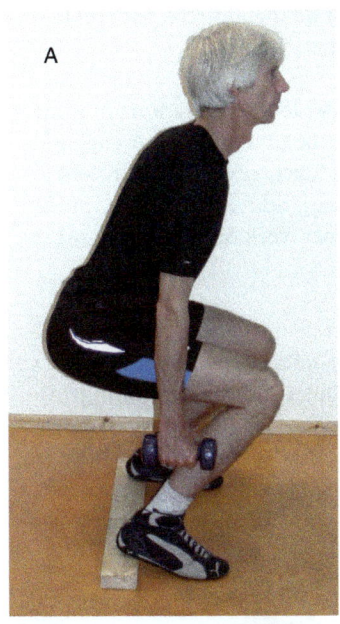
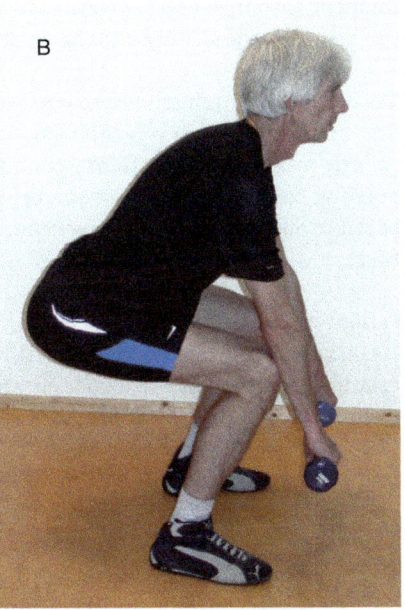
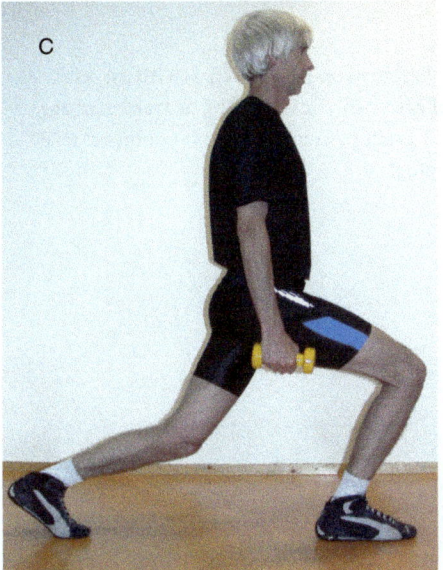
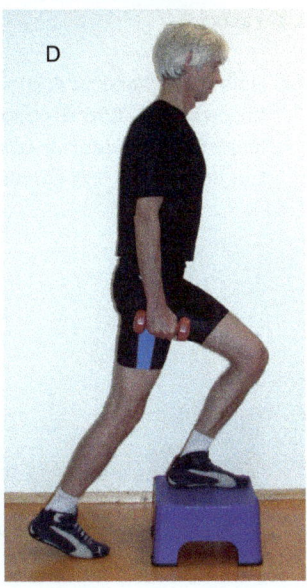

Figuur 2-4
A Squat met de armen zijwaarts; B Squat met de armen voorwaarts. C Lunges voorwaarts; D Steps voor-achterwaarts. Beide oefeningen zijn op deze illustratie verzwaard met gewichten.

Het oefenen met vier achtereenvolgende series van 15 herhalingen per spiergroep blijkt het meest effectief te zijn bij *beginnende* krachtsporters. Voor personen die *langdurig* blijven trainen kan men gedurende een jaar de oefening verzwaren en het aantal herhalingen terugbrengen tot acht keer. Na verloop van tijd worden dus steeds zwaardere halters gebruikt. Bovendien is het voor *getrainde* krachtsporters verstandig om wat minder frequent te trainen (2× per week). Zie voor de theoretische onderbouwing van deze principes addendum 2a na deze patiëntencasus.

Ter behandeling van tendinose moet een dergelijk programma minimaal drie maanden worden volgehouden, in het begin bij voorkeur dagelijks. Na drie maanden is de patiënt gewoonlijk klachtenvrij. Het verdient aanbeveling om daarna de kracht van de musculatuur en de sterkte van de pezen te onderhouden door nog eenmaal per week de oefeningen uit te voeren.

Follow-up

Patiënt gaat uiterst serieus aan de slag met de opgegeven oefeningen. Na een maand is hij volledig klachtenvrij. Hij oefent de daaropvolgende twee maanden op dezelfde wijze door en vermindert daarna de trainingsfrequentie. Weer enkele maanden later is patiënt nog steeds klachtenvrij.

Uiteraard moet worden afgewacht of op lange termijn geen nieuwe ruptuur zal optreden. Men kan echter na een dergelijke oefentherapie ervan uitgaan dat het getrainde spier-peesapparaat sterker zal zijn dan voorheen.

Literatuur

1 Hölmich P, Uhrskou P, Ulnits L, Kanstrup IL, Nielsen MB, Bjerg AM, Krogsgaard K. Effectiveness of active physical training as treatment for long-standing adductor-related groin pain in athletes: randomised trial. Lancet 1999 Feb 6;353(9151):439-43.

2a Addendum: wat is de meest efficiënte methode van krachttraining?

Koos van Nugteren

Inleiding

Excentrische spierversterking heeft een gunstig effect op de kwaliteit van gedegenereerd peesweefsel. Dit geldt in het bijzonder voor de achillespees, maar vermoedelijk is de methode ook werkzaam bij andere lokalisaties. Het is nog niet duidelijk op welke manier men het snelst tot een goed resultaat kan komen. In publicaties waarin het effect van training op de achillespees wordt beschreven is steeds de volgende trainingsformule gebruikt.

Tweemaal per dag:
– 3 series van 15 herhalingen met gestrekt been.
– 3 series van 15 herhalingen met gebogen been.

Eigenlijk voerde men dus zes series uit waarbij tijdens de eerste drie series het accent meer op de m. gastrocnemius lag en tijdens de tweede drie series op de m. soleus. Het is nog niet bekend waarom excentrische training beter werkt dan concentrische training, maar wel weten we dat een spier meer kracht kan genereren wanneer deze excentrisch aanspant. Het lijkt erop dat een zeer hoge belasting op de pees afgewisseld met ontspanning de juiste prikkel levert om de tenocyten aan te zetten tot productie van gezond peesweefsel.

Om de optimale trainingsformule voor het versterken van een spier-peescomplex vast te stellen kunnen we gebruikmaken van principes die gelden in de krachtsport.

Trainingsprincipes uit de krachtsport

Bij elke belasting die groter is dan 40% van de maximale belasting wordt spierglycogeen verbruikt. Direct na een dergelijke belasting ('overload') vermindert het prestatievermogen van het getrainde weefsel (spier en pees). Vervolgens treedt herstel op en het eindresultaat is sterker dan voorheen. Dit fenomeen wordt supercompensatie genoemd: het vermogen om kracht te ontwikkelen is toegenomen.

Supercompensatie is een reactie-effect van het lichaam op vermoeidheid.[1] Om een goed trainingsresultaat te bewerkstelligen is het van essentieel belang dat elke volgende training wordt uitgevoerd in de periode waarin het weefsel door supercompensatie is versterkt. Een te snelle opeenvolging van trainingen leidt tot vermoeidheid, spierpijn en een verminderd prestatievermogen. Een te lange tijdsduur tussen opeenvolgende trainingen leidt niet tot de beoogde versterking van het getrainde weefsel.

De benodigde tijd voor herstel en versterking van het belaste weefsel (spier/pees/insertie) is sterk afhankelijk van de zwaarte van de toegepaste trainingsformule: hoe zwaarder de training, des te langer zal de hersteltijd zijn. Deze kan variëren van uren tot dagen. *Dus dit betekent dat training waarbij het weefsel licht belast wordt, frequenter moet worden uitgevoerd om versterking van het getrainde weefsel te bewerkstelligen.* Bij zeer laag gedoseerde training zal nauwelijks supercompensatie optreden: het trainingseffect is dan ook gering of nihil.

NB: spierversterkende oefeningen ter behandeling van tendinose zullen in het algemeen laag gedoseerd worden uitgevoerd vanwege de pijn. Een lage dosering vraagt om een veel frequentere training dan in de krachtsport gebruikelijk is.

> Tot voor kort werd verondersteld dat spierpijn die optreedt na een training wordt veroorzaakt door minuscule beschadigingen in het spierweefsel. Men dacht daarom dat het trainen van pijnlijke spieren schadelijk zou zijn. Deze stelling is uitgebreid onderzocht door Thornell en Yu (2002[2], 2003[3], 2004[4]). Nauwkeurige analyse van spierweefsel – bij spierpijn *na* intensieve trainingsbelasting – leverde echter geen enkel teken op van ontsteking of weefselschade. Integendeel, er was zelfs sprake van een snelle toename van sarcomeren. Al na enkele uren toonde weefselanalyse een beeld van *sterker* spierweefsel dan vóór de training: er werden nieuwe sarcomeren gevormd, hetgeen wijst op een functionele adaptatie van het spierweefsel aan de voorafgaande belasting. Trainen met spierpijn kan dus op zichzelf geen kwaad, maar wel zal de training met spierpijn moeilijker verlopen waardoor het prestatievermogen op dat moment vermindert.

Formule voor krachttraining

Een uitgebreide meta-analyse van Rhea et al. (2003)[5] waarin de resultaten van 140 studies bestudeerd werden, geeft duidelijkheid over de meest efficiënte manier van krachttraining bij *gezonde* personen. Rhea et al. analyseerden in welke mate diverse variabelen van invloed zijn op het trainingsresultaat. De variabelen die werden vergeleken waren:

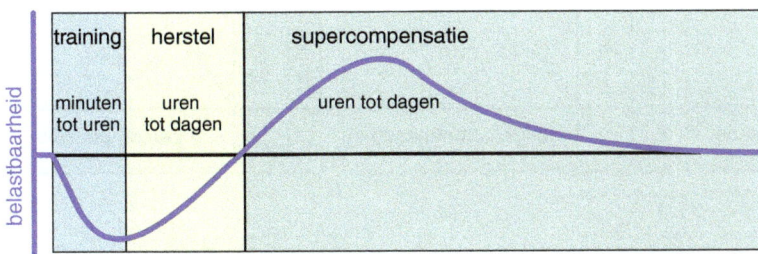

Figuur 2a-1
Principe van supercompensatie: de curve geeft een indruk van het prestatievermogen van de spier-peeseenheid ofwel het vermogen van het spierweefsel om kracht te ontwikkelen.

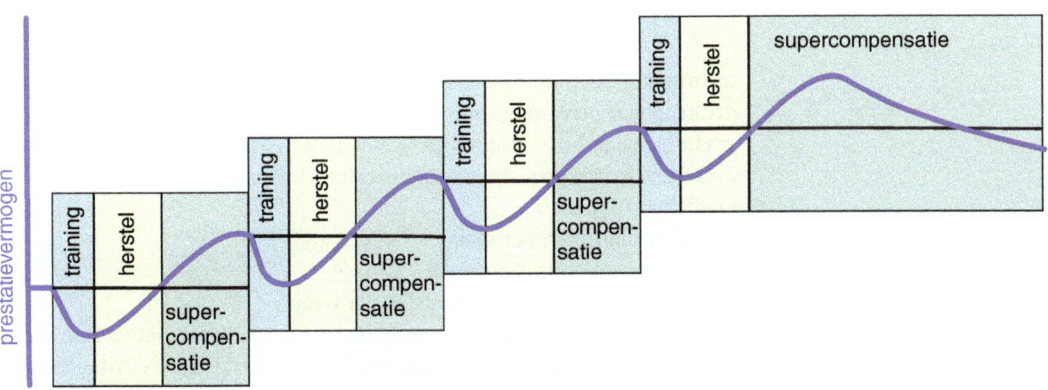

Figuur 2a-2
Voor het bereiken van een goed trainingsresultaat is het essentieel dat elke volgende training wordt uitgevoerd in de periode waarin het weefsel door supercompensatie is versterkt.

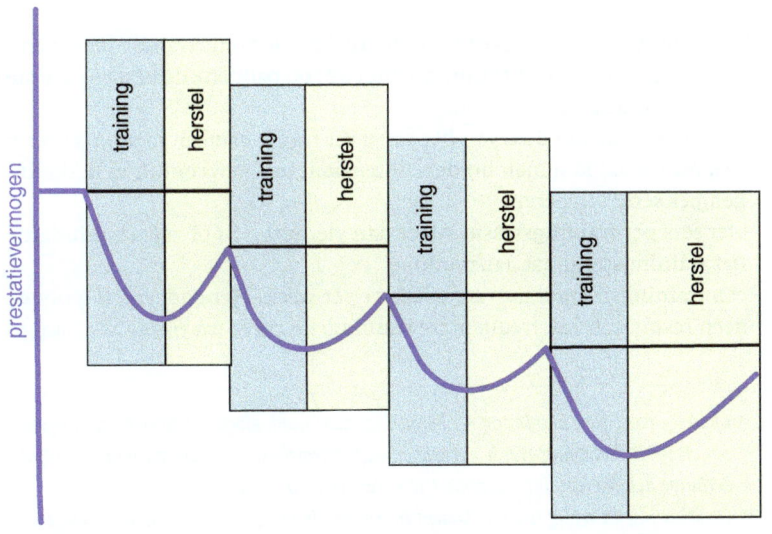

Figuur 2a-3
Een te snelle opeenvolging van trainingen leidt tot vermoeidheid, spierpijn en een verminderd prestatievermogen.

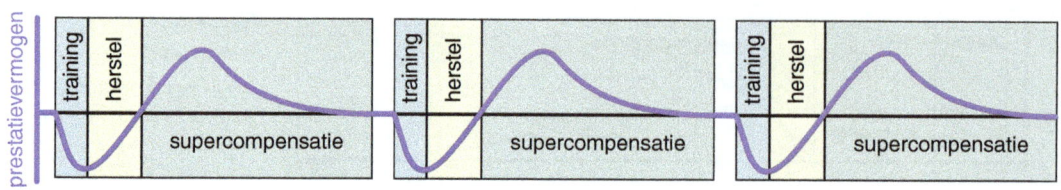

Figuur 2a-4
Een te lange tijdsduur tussen opeenvolgende trainingen leidt niet tot de beoogde versterking van het getrainde weefsel. Hiervan is sprake bij een geringe trainingsintensiteit en/of een lage trainingsfrequentie.

– trainingsintensiteit = het trainingsgewicht. Deze variabele wordt uitgedrukt in een percentage van het 1 RM.* Een hoge intensiteitstraining vraagt om een hoge weerstand (gewicht) en weinig herhalingen.[1] De zwaarte van het gewicht c.q. de weerstand bepaalt de mate van 'overload'**;
– aantal herhalingen per set;
– aantal sets per trainingssessie;
– frequentie (aantal trainingssessies per week);
– de getraindheid van de persoon bij aanvang van het onderzoek. Alleen personen die langer dan een jaar aan krachtsport deden, werden beschouwd als getrainde personen.

NB: de resultaten van het onderzoek blijken van toepassing te zijn op alle onderzochte leeftijdsgroepen*** en gelden voor zowel mannen als vrouwen.

Ongetrainde personen

Conclusies van het onderzoek met betrekking tot ongetrainde personen (die minder dan een jaar training achter de rug hadden): de beste (= snelste) resultaten werden behaald bij:
– een intensiteit van 60% van het 1 RM: dit kwam overeen met ongeveer 12 RM; maximaal kon men bij deze intensiteit dus gewoonlijk 12 herhalingen per serie uitvoeren;
– vier sets per trainingssessie. Meer dan vier sets (vijf of zes) verminderde het trainingsresultaat aanzienlijk;
– een trainingsfrequentie van drie keer per week. Het onderzoek toonde geen resultaten van frequentere training; de curve *(zie figuur 2a-7)* sugge-

---

* 1 RM = 1 repetition maximum = 1 herhalingsmaximum, ofwel het gewicht dat nét 1× in een vloeiende beweging over het gehele bewegingstraject kan worden verplaatst. 10 RM is derhalve het gewicht dat maximaal 10× kan worden verplaatst.

** De belasting die nodig is om te komen tot versterking van het belaste weefsel. Deze moet hoger zijn dan het niveau van de gebruikelijke dagelijkse belasting van het weefsel.

*** De meeste van de 140 studies die in de meta-analyse werden gebruikt betroffen patiënten tussen 18 en 55 jaar. In 21 studies waren ook patiënten ouder dan 55 jaar betrokken. Zes studies betroffen personen jonger dan 18 jaar.

reert dat frequenter trainen voor ongetrainde personen tot een nog beter of even goed resultaat kan leiden.

Conclusies met betrekking tot getrainde personen (meer dan een jaar training): de beste resultaten werden behaald bij:
– een intensiteit van 80% van het 1 RM: Dit kwam overeen met ongeveer 8 RM (acht herhalingen per serie);
– vier sets per trainingssessie. Meer dan vier sets (vijf) verminderde het trainingsresultaat nauwelijks;
– een trainingsfrequentie van 2× per week.

Getrainde personen

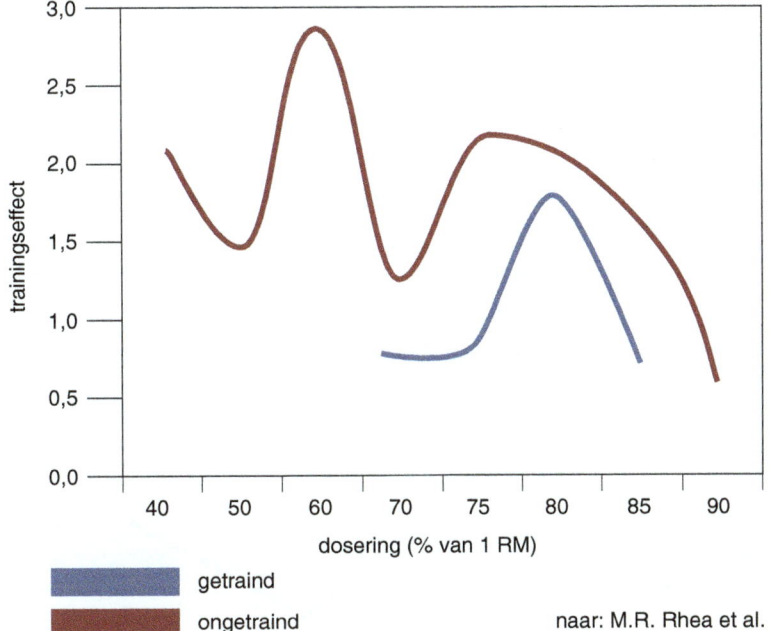

Figuur 2a-5
Resultaat van een uitgebreide meta-analyse door Rhea et al. (2003)[5]: nevenstaande grafiek toont de optimale trainingsintensiteit ter verkrijging van het beste (snelste) trainingseffect* van krachttraining. Getrainde personen moeten daarvoor intensiever trainen (80% van 1 RM) dan ongetrainde personen (60% van 1 RM).

Stoppen met krachttraining

Wanneer men de training beëindigt zal het trainingseffect geleidelijk weer verloren gaan. Dit proces verloopt langzaam: na volledige stopzetting van de krachttraining zal na drie maanden ongeveer de helft van de gewonnen spierkracht weer verloren zijn gegaan. Door laagfrequent de krachttraining voort te zetten is het goed mogelijk de gewonnen spierkracht te behouden. Zolang de intensiteit van de training op hetzelfde niveau blijft, gaat de opgebouwde krachtwinst niet of nauwelijks verloren. Het opbouwen van spierkracht vergt meer energie dan het onderhouden ervan.[6] Een

---

* Het trainingseffect wordt weergegeven in een zogenaamde 'effect size': deze effectmaat wordt gebruikt om de resultaten van een meta-analyse weer te geven.

Figuur 2a-6
Het optimale aantal sets is vier en is onafhankelijk van de getraindheid van de persoon.

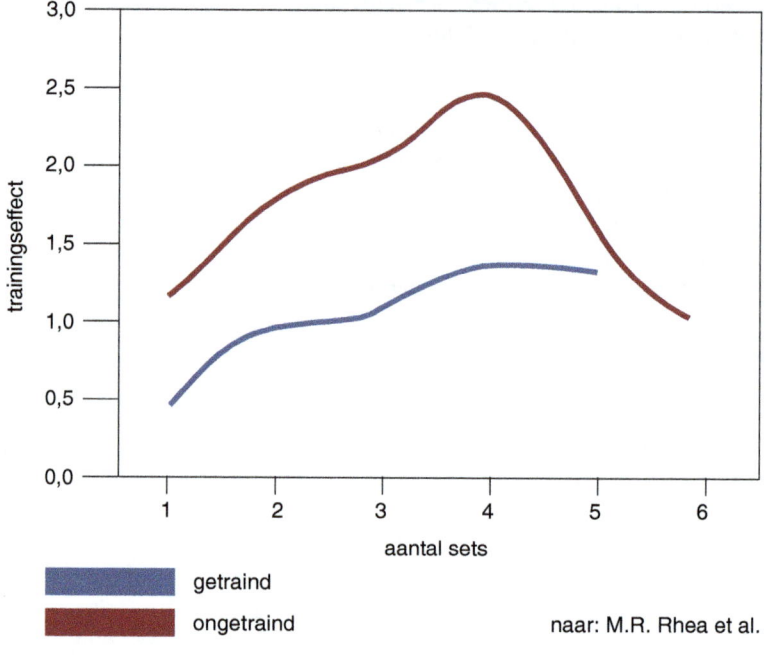

Figuur 2a-7
Ongetrainde personen moeten frequenter trainen (3× per week) dan getrainde personen (2× per week) om een optimaal resultaat te bereiken. Dit komt overeen met inzichten in de krachtsport: getrainde personen moeten veel intensiever trainen om nog resultaat te bereiken en hoe zwaarder de training is, des te meer tijd het lichaam nodig heeft om daarvan te herstellen.

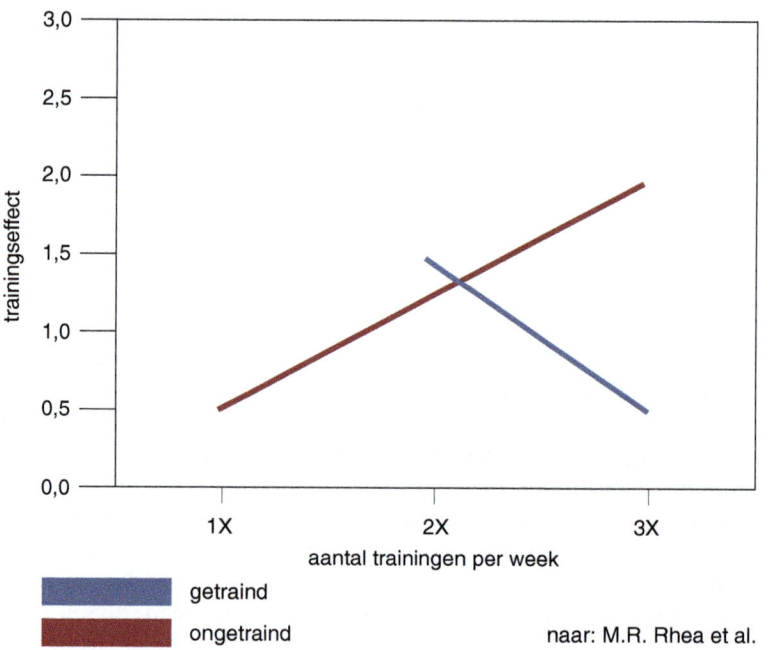

enkele keer overslaan van de training heeft dan ook geen gevolgen voor de belastbaarheid van de musculatuur.

Tucci et al. (1992)[7] toonden *geen* achteruitgang in spierkracht van – gedurende drie maanden – getrainde rugextensoren als de getrainde personen slechts 1× per twee weken of zelfs 1× per maand de trainingen in dezelfde dosering voortzetten. Dit laatste aspect is van essentieel belang: de sleutelcomponent bij het behoud van spierkracht lijkt de *intensiteit* van de training te zijn en niet de trainingsfrequentie.

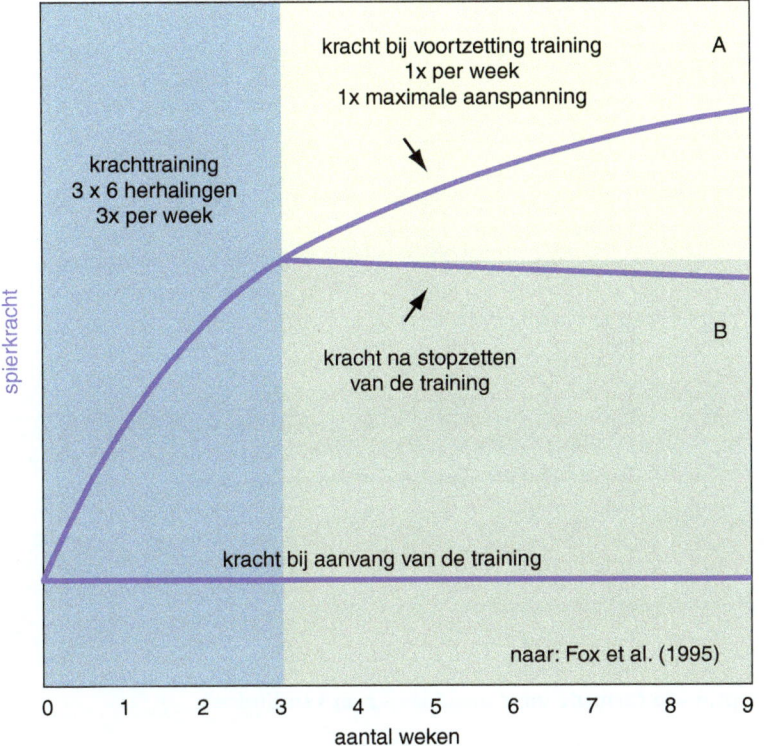

Figuur 2a-8
Deze grafiek toont hoe het met de spierkracht is gesteld na drie weken, drie keer per week krachttraining (naar Fox et al. (1995).[8]
A: de krachttraining wordt voortgezet, één dag per week waarbij éénmaal maximale inspanning van de musculatuur wordt gevraagd (1 serie met slechts 1 herhaling): de spierkracht neemt in de loop van de weken nog toe.
B: de krachttraining wordt stopgezet: zes weken na stopzetting blijkt de spierkracht slechts in lichte mate te zijn verminderd.

Snelheid van uitvoering

Men heeft zich afgevraagd of een oefening snel of juist traag moet worden uitgevoerd om versterking en hypertrofie van het spier-peesapparaat te bewerkstelligen. Wat betreft de flexoren van de elleboog heeft men dit onderzocht waarbij werd gevonden dat bij een *excentrische* uitvoering van de oefening men het beste kan kiezen voor een relatief *snelle* uitvoering van de oefening: circa één seconde per bewegingsuitslag.

> Farthing et al. (2003)[9] maten de snelheid van het ontstaan van spierhypertrofie die optrad na *snel* uitgevoerde en na *traag* uitgevoerde krachttraining van de elleboogflexoren.
>
> *Onderzoeksmethode*
> Snelle uitvoering: 180 graden per seconde; de volledige bewegingsuitslag werd dus in ongeveer één seconde gemaakt.
> Trage uitvoering: 30 graden per seconde; de volledige bewegingsuitslag werd dus in ongeveer zes seconden gemaakt.
>
> *Onderzoeksresultaten*
> De patiëntengroep die excentrisch trainde kon het beste kiezen voor een snelle uitvoering: deze gaf het snelst hypertrofie van de getrainde musculatuur.
> De patiëntengroep die concentrisch trainde kon het beste kiezen voor een trage uitvoering.
> Verder bleek dat excentrische training – zowel bij de snelle als de trage uitvoering – in dezelfde tijd duidelijk meer hypertrofie te zien gaf dan concentrische training.
>
> *Onderzoeksconclusie*
> Een snelle uitvoering van excentrische training is het meest effectief ter verkrijging van spierhypertrofie in de elleboogflexoren.
> Excentrisch trainen is effectiever dan concentrisch trainen om spierhypertrofie te bewerkstelligen. Deze laatste bevinding wordt overigens ondersteund in diverse andere publicaties met betrekking tot de knie-extensoren.[10,11]

Optimale formule voor patiënten met tendinose?

Vrijwel alle patiënten met klachten van chronische tendinose zijn géén getrainde krachtsporters. In veel gevallen wordt helemaal geen sport beoefend en kan men de aandoening beschouwen als een pathologisch gevolg van bewegingsarmoede. Ook duursporters mogen niet worden beschouwd als getrainde krachtsporters. Toepassing van het trainingsprogramma van Rhea et al. met betrekking tot de *niet-getrainde personen* is dus het meest voor de hand liggend bij de behandeling van tendinose. Dit als basis nemend en tevens uitgaand van het feit dat we hier te maken hebben met patiënten en niet met gezonde personen komt de auteur van dit addendum tot de volgende formule.

– *Vijftien herhalingen per serie*. Voor personen die minder dan een jaar krachttraining hebben gevolgd geldt een (*gemiddelde*) intensiteit van 60%, hetgeen meestal overeenkomt met ongeveer 12 herhalingen per serie. Bij *volledig ongetrainde* personen zal een nog wat lagere intensiteit bij een wat hogere frequentie een optimaal resultaat geven. Daarom moet de inten-

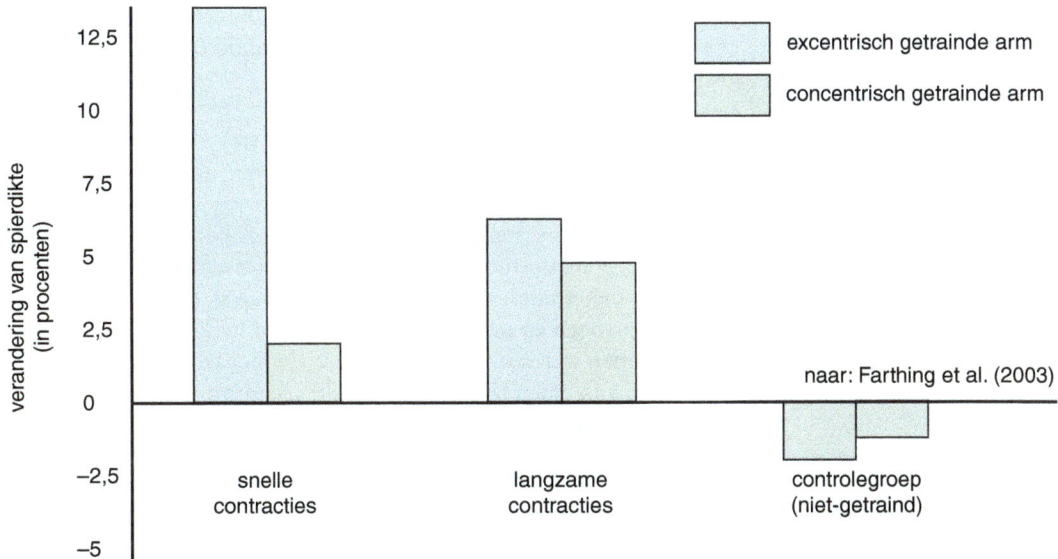

Figuur 2a-9
Dit staafdiagram toont de mate van hypertrofie van getrainde musculatuur. Excentrisch uitgevoerde contracties leiden tot de hoogste mate van spierhypertrofie. Snel uitgevoerde contracties leveren daarbij het grootste effect op. Indien (toch) concentrisch wordt getraind is het verstandig de contracties juist langzaam uit te voeren.

siteit bij *volledig ongetrainde* personen wat minder zijn dan 60% van de maximale hoeveelheid kracht. In dergelijke gevallen zal het aantal herhalingen wat hoger moeten zijn, bijvoorbeeld de 15 herhalingen die Alfredson et al.[12] met succes toepasten bij de behandeling van achillespeestendinose. Alleen voor getrainde personen geldt een (gemiddelde) intensiteit van 80% en acht herhalingen.

– *Vier series per spiergroep per trainingssessie.* De pauze tussen de series is gewoonlijk een à twee minuten en de duur van deze pauze is afhankelijk van de mate van vermoeidheid na de serie. Na een zeer zware training kan een nog langere pauze worden aangehouden, maar bij patiënten zal dat zelden het geval zijn aangezien zij geen zware training verdragen vanwege de pijn.

– *Dagelijkse training.* Er bestaan argumenten om bij de behandeling van patiënten frequenter te trainen dan drie keer per week.
  1 De frequentiecurve van Rhea et al. vertoont bij ongetrainde personen geen top maar een omhoog lopende lijn: extrapolerend zal de optimale frequentie hoger uitvallen dan 3× per week.
  2 Ongetrainde personen uit het onderzoek van Rhea et al. betreffen personen die minder dan een jaar hebben getraind. Deze zijn dus zeker niet allemaal volledig ongetraind, terwijl patiënten wat krachtsport betreft wel vaak *volledig* ongetraind zijn. Resumerend kan worden vastgesteld:
     • getrainde personen: 2× per week;

- minder dan een jaar getraind: 3× per week of meer *(zie punt 1)*;
- *volledig* ongetrainde personen: dagelijkse training.

Algemene aanbevelingen

- Excentrisch toegepaste spierversterking.
- De oefening mag vrij snel worden uitgevoerd: aanbevolen wordt een à twee seconden voor een complete excentrische bewegingsuitslag.
- Bij volledig ongetrainde patiënten: vier series van 15 herhalingen.
- Sportieve personen en personen die al enige tijd (weken tot maanden) trainen kunnen vier series van 12 herhalingen toepassen. Het aantal herhalingen kan dalen naarmate de kracht toeneemt.
- De intensiteit (bijvoorbeeld de zwaarte van de halter) wordt zodanig gekozen dat de vier series nog net uitgevoerd kunnen worden zonder veel pijn.
- De pauzetijd tussen de series bedraagt één tot enkele minuten. Na *zware* training moet een relatief *langere* pauze volgen.
- Dagelijks wordt eenmaal of tweemaal getraind; tweemaal per dag traint men indien de pijn slechts lichte dosering toelaat.
- De patiënt mag sportactiviteiten doen zolang deze activiteiten goed gecontroleerd en zonder veel pijn kunnen worden uitgevoerd. Lichte pijn dient hierbij te worden geaccepteerd.
- Zodra de klachten verminderen kan de dosering worden opgevoerd: dit vindt plaats door het *verzwaren* van de oefening, *niet* door het toepassen van meer herhalingen en ook *niet* door frequenter te trainen.
- Wanneer de patiënt klachtenvrij is, is het aan te bevelen laagfrequent de krachttraining voort te zetten. Dit ter voorkoming van recidieven op lange termijn. Eenmaal per week of per twee weken training is al voldoende om de sterkte en kwaliteit van spier en pees te onderhouden.
- Oefeningen van de bovenste extremiteit kunnen het beste worden uitgevoerd met halters. Voor oefeningen van de onderste extremiteit kan men beter het lichaamsgewicht als belasting gebruiken zoals bij het uitvoeren van kniebuigingen (dus geen quadricepsbank), want op deze manier worden de extremiteiten meer functioneel getraind.
- Wanneer de achillespees is aangedaan is tweemaal trainen per dag verstandig gezien de goede resultaten hiermee die Alfredson et al.[12] hebben behaald. In dat geval worden per sessie drie series met een gestrekt been en drie series met een gebogen been toegepast *(zie het addendum bij hoofdstuk 1)*.

Conclusie

Bovenstaande aanbevelingen kan men beschouwen als een richtlijn voor de behandeling van tendinose die is gebaseerd op de tot dusverre beschikbare wetenschappelijke literatuur over dit onderwerp. Aangezien bij de in dit hoofdstuk beschreven trainingsmethoden wordt uitgegaan van gezonde personen is het niet zeker of deze *altijd* zullen leiden tot versterking en verbetering van door tendinose verzwakte pezen. Met betrekking tot achillespeestendinose zijn er inmiddels voldoende publicaties voorhanden waarin de werkzaamheid ervan is aangetoond.

Het is echter heel goed mogelijk dat elke lokalisatie van tendinose haar eigen specifieke benadering vereist. Hier ligt een wetenschappelijk nog vrijwel onontgonnen terrein met veelbelovende mogelijkheden voor fysiotherapeuten en kinesitherapeuten om hun vakbekwaamheid uit te breiden en te perfectioneren.

Literatuur

1 Gestel JLM van, Hoeksema-Bakker CMC. Training van spierkracht en spierfunctie. Houten/Zaventem: Bohn Stafleu van Loghum, 1997.
2 Yu JG, Thornell LE. Desmin and actin alterations in human muscles affected by delayed onset muscle soreness: a high resolution immunocytochemical study. Histochem Cell Biol 2002 Aug;118(2):171-9.
3 Yu JG, Furst DO, Thornell LE. The mode of myofibril remodelling in human skeletal muscle affected by DOMS induced by eccentric contractions. Histochem Cell Biol 2003 May;119(5):383-93.
4 Yu JG, Carlsson L, Thornell LE. Evidence for myofibril remodeling as opposed to myofibril damage in human muscles with DOMS: an ultrastructural and immunoelectron microscopic study. Histochem Cell Biol 2004 Mar;121(3):219-27.
5 Rhea MR, Alvar BA, Bukett LN, Ball SD. A Meta-analysis to determine the dose response for strength development. Medicine & Science in Sports & Exercise 2003;35(3):456-64.
6 Gestel JLM van, Hoeksema-Bakker CMC. Training van spierkracht en spierfunctie. Houten/Zaventem: Bohn Stafleu van Loghum, 1997: p. 121.
7 Tucci JT, Carpenter DM, Pollock ML, Graves JE, Leggett SH. Effect of reduced frequency of training and detraining on lumbar extension strength. Spine 1992 Dec;17(12):1497-501.
8 Fox EL, Bowers RW, Foss ML. Fysiologie voor lichamelijke opvoeding, sport en revalidatie (vertaling: Bruijne J de en Kemper HCG). Vierde herziene druk. Utrecht: Lemma, 1995.
9 Farthing JP, Chilibeck PD. The effects of eccentric and concentric training at different velocities on muscle hypertrophy. Eur J Appl Physiol 2003 Aug; 89(6):578-86. [Epub 2003 May 17]
10 Higbie EJ, Cureton KJ, Warren GL 3rd, Prior BM. Effects of concentric and eccentric training on muscle strength, cross-sectional area, and neural activation. J Appl Physiol 1996 Nov;81(5):2173-81.
11 Seger JY, Arvidsson B, Thorstensson A. Specific effects of eccentric and concentric training on muscle strength and morphology in humans. Eur J Appl Physiol Occup Physiol 1998 Dec;79(1):49-57.
12 Alfredson H, Pietila T, Jonsson P, Lorentzon R. Heavy-load eccentric calf muscle training for the treatment of chronic Achilles tendinosis. Am J Sports Med 1998 May-Jun;26(3):360-6.

3 Pijn aan de rechterelleboog bij een 53-jarige man, acuut ontstaan tijdens de bestrating van zijn tuinpad

Paul van der Tas

Bijna was een 53-jarige bakker klaar met het bestraten van zijn tuinpad toen het bij de laatste steen misging: omdat de laatste klinker niet goed paste tussen de andere stenen sloeg hij deze met een extra harde hamerklap ertussen. Hij voelde daarbij een scherpe pijnscheut aan de laterale zijde van zijn elleboog en er ontstond een doof gevoel aan zijn pink.

Aangezien hij verwachtte dat de elleboogpijn vanzelf weer over zou gaan liet hij de situatie in eerste instantie op zijn beloop. Patiënt bleef echter pijn houden, vooral bij knijpen en wringende bewegingen, hetgeen forse problemen opleverde bij zijn beroep als bakker. Toen de situatie na een maand eigenlijk alleen maar was verslechterd en hij zijn werkzaamheden niet goed meer kon uitvoeren, bezocht hij zijn huisarts die hem doorverwees naar de fysiotherapeut.

Status praesens

Patiënt heeft weinig pijn in rust. Pijn ontstaat bij het bovenhands tillen van voorwerpen en bij knijpen of stevig vastpakken. De pijn wordt dan gevoeld rondom de epicondylus lateralis humeri. Het dove gevoel in zijn pink is inmiddels verdwenen.

Inspectie

Geen bijzonderheden.

Algemene palpatie

Er is geen zwelling of temperatuurverandering waarneembaar.

Functieonderzoek

−Passief bewegingsonderzoek: geen bijzonderheden.

– Weerstandstests: het testen van de elleboog tegen weerstend is *niet* pijnlijk. Alleen de dorsaalflexie van de *hand* tegen weerstand is pijnlijk en dit betreft de voor patiënt herkenbare pijn.
– Rekken van de onderarmextensoren is pijnlijk.

Specifieke palpatie

Er bestaat drukpijn op en distaal van de origo van de m. extensor carpi radialis brevis.

Interpretatie

De diagnose is eenvoudig te stellen: zowel de anamnese als het onderzoek wijzen op een tenniselleboog. In de meeste gevallen ontstaat een tenniselleboog geleidelijk. Opvallend in deze casus is het *acute* ontstaan van de klacht. Dit wijst op een (partiële) ruptuur van onderarmextensoren gevolgd door een verstoord genezingsproces. Waarom een ruptuur op deze lokalisatie niet altijd spontaan geneest is onbekend. Het histologisch beeld van een dergelijke – langdurig pijnlijke – pees heeft alle kenmerken van tendinose (*zie Inleiding voor in het boek*).

Het – aanvankelijk – dove gevoel aan de pink heeft niets te maken met de elleboogpijn. Doofheid of tintelingen van de pink (vaak voelt de ulnaire zijde van de ringvinger ook enigszins doof aan) wijst op een perifeer letsel van de n. ulnaris. In dit geval is vermoedelijk de n. ulnaris ter hoogte van het os pisiforme getraumatiseerd. Hier loopt de zenuw namelijk door een relatief nauwe doorgang: de loge van Guyon.*

Aanvullend onderzoek

In de fysiotherapiepraktijk bestaat de mogelijkheid een echografie uit te voeren. Het echogram toont een 'echoarm' (donker) gebied iets distaal van de origo van de m. extensor carpi radialis brevis. De peesvezels zijn ter plaatse minder homogeen van structuur.

Diagnose

Tendinose van de onderarmextensoren (tenniselleboog)

Therapie

Naast toepassing van enkele conservatieve fysiotherapeutische technieken (onder andere dwarse fricties, tapen en rekkingsoefeningen) wordt een

---

* *De fascia-loge van Guyon (canalis ulnocarpalis) bevindt zich tussen de hamulus ossis hamati en het os pisiforme. Ze wordt overspannen door het retinaculum musculorum flexorum.*

actief oefenprogramma samengesteld, waarin excentrische spierversterking de belangrijkste component is* *(zie bijlage III achter in het boek)*.

Follow-up

Patiënt oefent zeer consequent. Al na twee weken zijn de klachten duidelijk verminderd en voelt hij zich in staat om weer aan het werk te gaan. Geleidelijk wordt de belasting opgebouwd door in de loop van de volgende weken het gewicht van de halter te verhogen.

Na drie weken wordt een controle-echografie uitgevoerd. Deze toont een meer homogene structuur van de pees dan bij de eerste echografie: de vezels zijn beter zichtbaar en echorijker (lichter).

Na drie maanden zijn de klachten verdwenen. Bij onderzoek wordt alleen nog drukpijn op de origo van de m. extensor carpi radialis gevonden. In het dagelijks leven heeft patiënt hiervan geen last. Het echogram toont nu een duidelijk vezelrijkere en meer homogene structuur van de pees dan bij aanvang van de therapie, hetgeen duidt op herstel van de belastbaarheid van het peesweefsel. Alleen ter plaatse van de origo (bot-peesovergang) vertoont de extensorpees een matige structuur: dit wijst erop dat de pees vermoedelijk voor een deel is gelaedeerd van het bot.

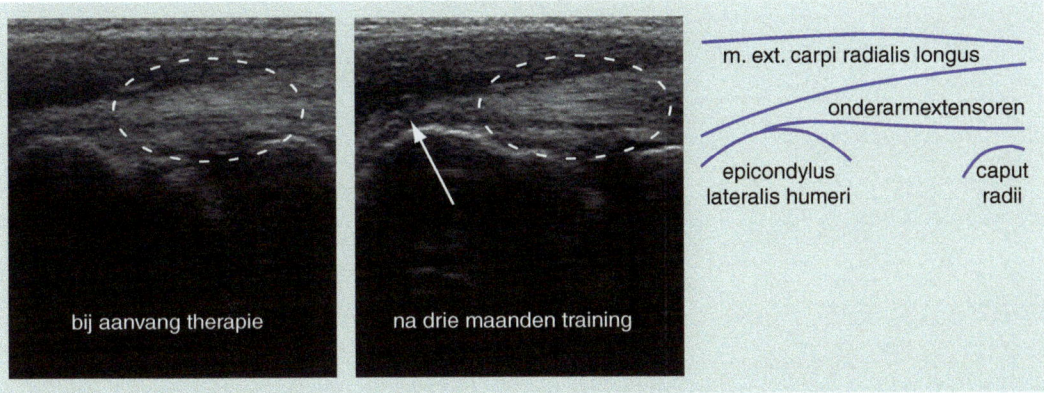

Figuur 3-1
Het echogram toont na drie maanden training een duidelijk vezelrijkere en meer homogene structuur van de pees dan bij aanvang van de therapie (stippellijn). Alleen ter plaatse van de origo toont de extensorpees een matige structuur (pijl).

---

* *Excentrische spierversterking vormt het belangrijkste onderdeel van de therapie, aangezien hiermee de structuur van de pees kan worden verbeterd. Wanneer daarnaast ook passieve therapie wordt toegepast, dient deze te worden beschouwd als ondersteuning, bijvoorbeeld door het pijndempend effect van het actieve oefenprogramma.*

3a Addendum: rekken en excentrisch uitgevoerde spierversterking – Behandelingsmogelijkheden voor een tenniselleboog

Koos van Nugteren

Inleiding

Een tenniselleboog is een betrekkelijk veelvoorkomende aandoening waarbij pijn en functieverlies van elleboog en pols optreden. De aandoening die maanden tot jaren kan voortduren, wordt dikwijls behandeld met pijnstillers/ontstekingsremmers zoals NSAID's of corticosteroïdeninjecties, hoewel op lange termijn de resultaten daarvan vaak tegenvallen.

De term 'tenniselleboog' is een ongelukkige benaming aangezien slechts 5% van de personen met een tenniselleboog daadwerkelijk tennist.[1] Het is daarbij opvallend dat vooral *recreatieve* tennissers gevoelig zijn voor het krijgen van een tenniselleboog. De techniek van de 'backhand' blijkt hierbij van evident belang te zijn. Meestal betreft het echter 'niet-tennissers' die te maken krijgen met de klachten van een tenniselleboog. Daarom kan de aandoening beter worden omschreven als epicondylalgie of tendinose van de onderarmextensoren.*

Veelvuldig herhaalde contracties van de onderarmspieren blijken een risicofactor voor het krijgen van deze aandoening.[2] In beroepen waarin veelvuldig dezelfde repeterende handeling moet worden verricht, treft men dan ook relatief veel patiënten aan met een tenniselleboog.[3]

Veel verschillende behandelmethodieken zijn toegepast bij patiënten met een tenniselleboog.[1] Geen of tegenvallende resultaten worden beschreven van:
- het gebruik van NSAID's: er wordt minimaal effect gemeten in vergelijking met placebobehandeling[4];
- corticosteroïdeninjecties. Op korte termijn zijn deze middelen meestal goed werkzaam, echter op lange termijn vallen de resultaten vaak tegen[5,6,7];

---

* Meestal is de pees van de m. extensor carpi radialis brevis aangedaan ter hoogte van de epicondylus lateralis humeri.

- braces en spalken: er bestaat geen bewijs dat de effectiviteit hiervan ondersteunt[8];
- operatieve behandeling: er bestaat geen degelijk bewijs voor de effectiviteit hiervan[9];
- lasertherapie: bevindingen bij onderzoek zijn tegenvallend en tegenstrijdig[10,11];
- ultrageluidtherapie: onderzoek laat tegenstrijdige resultaten zien[12,13];
- 'extracorporeal shockwave therapy': er bestaat geen bewijs dat deze effectiever is dan placebobehandeling[14,15];
- mobilisering van de cervicale wervelkolom: er bestaat een pijnstillend effect op korte termijn, maar er zijn geen gegevens over de langetermijneffecten[16,17];
- diepe dwarse fricties: hiervan wordt minimaal effect beschreven, maar er zijn zeer weinig goede onderzoeken hierover bekend[18];
- mobilisering van de elleboog: er bestaat alleen statistisch significant bewijs voor verbetering op korte termijn[19,20].

Daarentegen worden wél goede resultaten beschreven van spierversterkende oefeningen voor de polsextensoren.[21,22] De sleutel tot effectieve behandeling van laterale 'epicondylalgia' ligt dan ook in deze actieve benadering, aldus Silcock en Rivett (2004).[1] Recente inzichten met betrekking tot peesdegeneratie maken steeds duidelijker dat er oefentherapeutische mogelijkheden zijn ter behandeling van dit type tendopathie.

Er bestaan duidelijk histologische overeenkomsten tussen[23,24]:
- een gedegenereerde achillespees[25];
- een pees van de m. extensor carpi radialis brevis in geval van een tenniselleboog;
- de patellapees bij een zogenaamde 'jumper's knee'[26];
- rotatorcuffpezen in geval van impingementsyndroom en cuffrupturen.

Een belangrijke bevinding bij histologisch onderzoek is dat bij deze aandoeningen geen verschijnselen van ontsteking worden gevonden: de term tendinitis of epicondylitis is dus in feite niet correct. Men kan beter de term tendinose of – in het geval van een tenniselleboog – epicondylalgie gebruiken.

In hoofdstuk 1 is beschreven dat tendinose van de achillespees goed behandeld kan worden door middel van excentrisch uitgevoerde spierversterkende oefeningen.

Hoewel het aantal publicaties met betrekking tot de tenniselleboog nog gering is, ziet het ernaar uit – ook vanwege de goede resultaten bij behandeling van achillespezen – dat het excentrisch trainen van de onderarmextensoren, gecombineerd met rekoefeningen, eveneens een goede behandelmethodiek is.

Rekking van onderarmextensoren

Solveborn (1997)[27] deed specifiek onderzoek naar de effecten van spierrekking bij de behandeling van epicondylalgie ofwel tenniselleboog. Twee groepen van (ieder) meer dan 90 patiënten werden behandeld.
- De eerste groep deed tweemaal daags rekoefeningen van de onderarmextensoren. Deze groep werd zes keer begeleid door een fysiotherapeut.
- De tweede groep kreeg een proximale onderarmband (tennisellebogband).

Beide patiëntengroepen vertoonden vooruitgang, maar de groep bij wie rekoefeningen werden toegepast ging er in alle opzichten significant meer op vooruit dan de groep waarin de deelnemers alleen een tennisellebogbandje droegen. Een goed resultaat werd behaald bij ongeveer de helft van de patiënten.

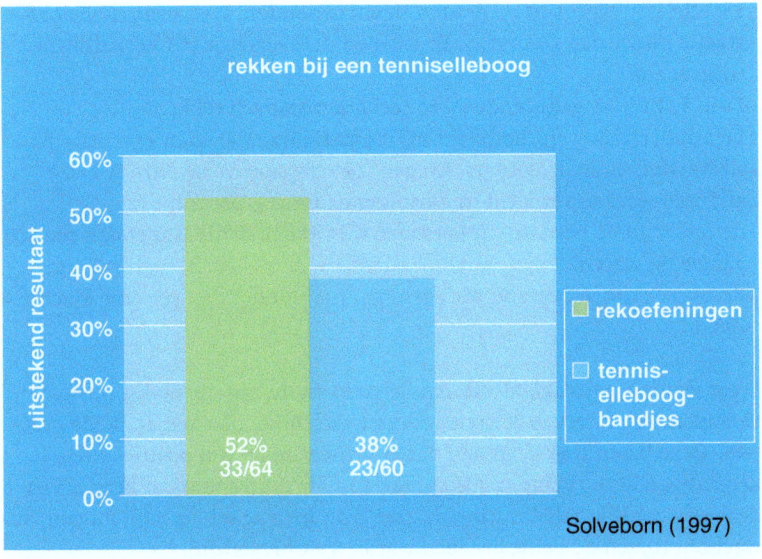

Figuur 3a-1
Solveborn behaalde goed resultaat bij ongeveer de helft van de tennisellebogpatiënten die rekoefeningen deden.

Excentrische spierversterking

Svernlöv et al. (2001)[22] deden onderzoek naar de effecten van excentrische spierversterking, in navolging van gunstige resultaten die zijn verkregen bij de behandeling van patiënten met chronische achillespeestendinose. Zij verdeelden hiervoor 38 patiënten in twee groepen.
- De eerste groep kreeg een oefenprogramma van excentrische spierversterking van de onderarmextensoren in combinatie met enkele rekoefeningen *(zie oefenprogramma hierna)*.
- De tweede groep kreeg alleen rekoefeningen van de onderarmextensoren.

Het oefenprogramma werd eenmaal per dag uitgevoerd gedurende een periode van twaalf weken.

Beide groepen vertoonden verbetering, maar er werden echter veel betere resultaten gevonden in de eerste, excentrisch getrainde patiëntengroep.

Oefenprogramma van Svernlöv et al.

Dit programma wordt eenmaal per dag uitgevoerd gedurende twaalf weken.
- Twee à drie minuten warming-up door het uitvoeren van onbelaste polsbewegingen.
- Drie à vijf keer gedurende 15-30 seconden statisch rekken.
- Excentrische training van de onderarmextensoren met behulp van een haltertje (dumb-bell).
- Startgewicht voor mannen 1 kg; voor vrouwen 0,5 kg.
- De elleboog wordt in 90 graden flexie gehouden. De excentrische contractie duurt tien seconden. Er worden drie sets van vijf herhalingen uitgevoerd.
- Drie à vijf keer gedurende 15-30 seconden statisch rekken.

Het onderzoek werd herhaald bij 129 patiënten die allen excentrische spierversterkende oefeningen kregen (*zie oefenprogramma hierna*). Deze patiënten werden verdeeld in de volgende twee groepen:
- de eerste groep bestond uit personen met klachten die langer dan een jaar aanwezig waren;
- de tweede groep bestond uit personen die minder dan een jaar klachten hadden.

Weer werden gunstige resultaten behaald en de tijd die nodig was om therapeutisch effect te bewerkstelligen verschilde niet tussen beide groepen. Deze bevinding geeft aan dat er vrijwel zeker een positief effect uitgaat van deze therapie. Als sprake zou zijn van spontaan herstel van deze gewoonlijk 'self-limiting disease' zou men zeker verschil mogen verwachten tussen de beide groepen wat betreft hersteltijd.

Het is ook niet uitgesloten dat er een licht positief effect is uitgegaan van de onderarmbrace voor overdag en de polsbrace voor 's nachts die aan alle bij het onderzoek betrokken patiënten werden aangeboden.

Injectie met corticosteroïden

Het viel Svernlöv et al. op dat het resultaat van de door hen toegepaste therapie minder was indien de patiënt eerder al eens was geïnjecteerd met corticosteroïden. Op korte termijn kunnen corticosteroïdeninjecties bij een tenniselleboog een spectaculair goed resultaat opleveren. Op lange termijn vallen de resultaten echter vaak tegen.[7]

Solveborn et al. (1995)[28] volgden 109 patiënten na injectie met corticosteroïden (triamcinolon) en een pijnstiller (lidocaïne of bupivacaïne). Het

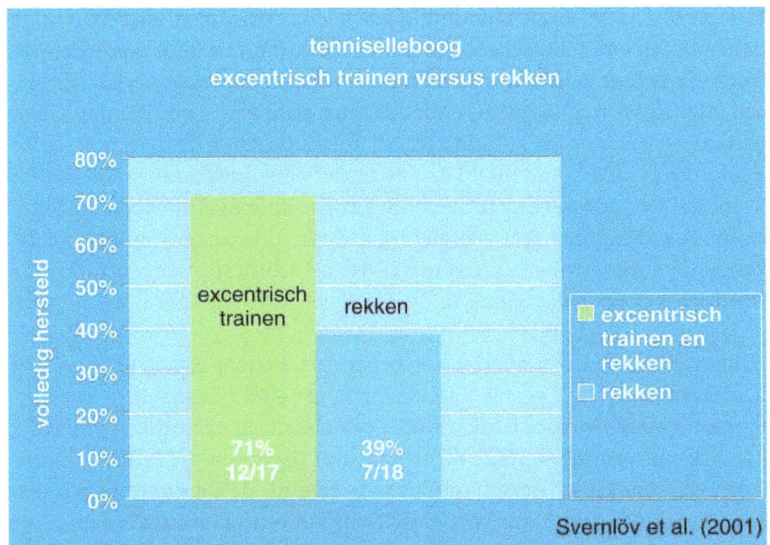

Figuur 3a-2
In het onderzoek van Svernlöv werden betere resultaten behaald wanneer 'rekken' werd gecombineerd met excentrisch toegepaste spierversterkende oefeningen.

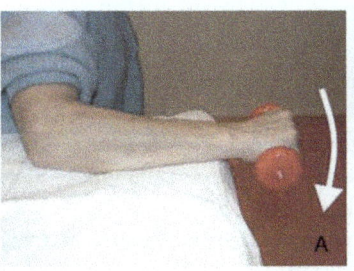 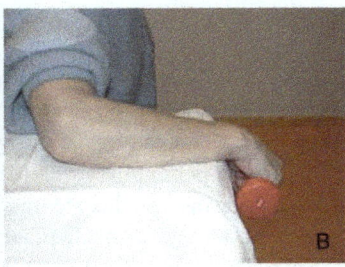 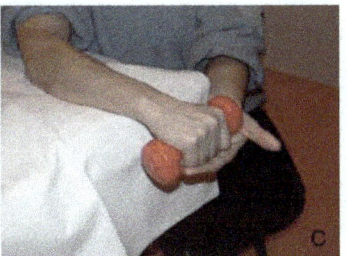

Figuur 3a-3
Excentrisch uitgevoerde spierversterking volgens Svernlöv. Nadat patiënt de pols met halter langzaam in palmairflexie heeft laten komen (A en B) wordt de aangedane hand (met halter) opgetild door de niet-aangedane hand (C).

klachtenbeeld bij de patiënten vertoonde een tamelijk consequent patroon: symptomen werden duidelijk minder binnen twee weken, maar na ongeveer drie maanden verslechterde de situatie vaak weer. Veel patiënten verlieten het onderzoek na een jaar voor behandeling elders, hetgeen doet vermoeden dat de langetermijnresultaten op zijn minst twijfelachtig zijn.

Aanbevelingen voor fysio-/kinesitherapeuten

Recent onderzoek heeft dus uitgewezen dat voor behandeling van chronische epicondylalgie positieve effecten kunnen worden verwacht van:
- rekken van onderarmmusculatuur;
- excentrische versterking van onderarmmusculatuur.

De behandeling met excentrisch toegepaste spierversterking blijkt daarbij superieur te zijn aan het rekken van de onderarmmusculatuur.

Ook bij de IAOM* heeft men inmiddels goede ervaringen opgedaan bij de behandeling van tenniselleboeg door toepassing van deze methode. Gewoonlijk oefent men daar ook de niet-aangedane zijde aangezien die op een later tijdstip dikwijls dezelfde klachten gaat vertonen. De niet-aangedane zijde kan worden getraind in de pauzetijd tussen de diverse series in. Verder geeft men bij de IAOM een zwaarder oefenprogramma dan dat van Svernlov. De indruk bestaat namelijk dat het door Svernlov beschreven trainingsprogramma zeer voorzichtig gedoseerd is, zeker wanneer we dit vergelijken met het oefenprogramma dat bij achillespeesdegeneratie wordt toegepast *(zie hoofdstuk 1)*.

Aangezien het aantal onderzoeken beperkt is, bestaat er nog geen zekerheid over de *optimale formule* van krachttraining ter behandeling van een tenniselleboog. In hoofdstuk 2 wordt een algemeen oefentherapeutisch krachttrainingsprogramma beschreven voor patiënten die lijden aan een vorm van tendinose. Deze formule is afgeleid uit de tot dusverre beschikbare onderzoeksresultaten met betrekking tot optimale training bij krachtsport en is bedoeld voor training van één spiergroep. Dit programma kan dus ook worden gebruikt voor de onderarmextensoren in geval van een tenniselleboog.

*Bijzondere aanbeveling van de auteur voor behandeling van een tenniselleboog.***
– Er wordt tweemaal per dag getraind.
– Er worden vier series van 15 herhalingen toegepast.
– Patiënten mogen lichte pijn voelen tijdens de training zolang deze niet een juiste uitvoering van de oefening in de weg staat.
– Wanneer de patiënt geen enkele pijn ervaart tijdens het oefenen mag het gewicht van de dumb-bell worden verzwaard.

> Bovenstaande aanbevelingen lijken in veel opzichten op de krachttraining die is beschreven voor de kuitspieren in geval van een achillespeesblessure, met het volgende verschil:
> *achillespeesblessure:* drie keer 15× met een gestrekt been en vervolgens drie keer 15× met een gebogen been;
> *tenniselleboog:* vier keer 15×.
>
> Het verschil ligt in het feit dat de kuitspieren bestaan uit *twee* grote spieren (de m. gastrocnemius en de m. soleus) die een enigszins verschillende functie hebben: daarom zijn er twee uitvoeringen nodig waarbij elke afzonderlijke uitvoering nadruk legt op versterking van een van deze beide spieren. Daarom wordt de kuitspieroefening eigenlijk zes keer 15× uitgevoerd.

---

* International Academy of Orthopaedic Medicine.
** Voor theoretische onderbouwing van dit oefenprogramma zie hoofdstuk 2.

Literatuur

1. Silcock J, Rivett D. Lateral epicondylalgia: a problem for rural workers. Rural Remote Health 2004 Jul-Sep;4(3):269.
2. Pascarelli EF, Hsu YP. Understanding work-related upper extremity disorders: clinical findings in 485 computer users, musicians, and others. J Occupat Rehab 2001;11:1-21.
3. Pedersen LK, Jensen LK. Relationship between occupation and elbow pain, epicondylitis. Ugeskr Laeger 1999;161:4751-5.
4. Green S, Buchbinder R, Barnsley L et al. Non-steroidal anti-inflammatory drugs (NSAIDs) for treating lateral elbow pain in adults. Cochrane Database Syst Rev 2002;2:CD003686.
5. Green S, Buchbinder R, Barnsley L, Hall S, White M, Smidt N, Assendelft W. Non-steroidal anti-inflammatory drugs (NSAIDs) for treating lateral elbow pain in adults. Cochrane Database Syst Rev 2002;(2):CD003686.
6. Smidt N, van der Windt DA, Assendelft WJ, Deville WL, Korthals-de Bos IB, Bouter LM. Corticosteroid injections, physiotherapy, or a wait-and-see policy for lateral epicondylitis: a randomised controlled trial. Lancet 2000; 657-62.
7. Newcomer KL, Laskowski ER, Idank DM, McLean TJ, Egan KS. Corticosteroid injection in early treatment of lateral epicondylitis. Clin J Sports Med 2001;11:214-22.
8. Struijs PA, Smidt N, Arola H, Dijk VA van, Buchbinder R, Assendelft WJ. Orthotic devices for the treatment of tennis elbow (Cochrane Review). Cochrane Database Syst Rev 2002;1:CD001821. [Review]
9. Buchbinder R, Green S, Bell S, Barnsley L, Smidt N, Assendelft WJ. Surgery for lateral elbow pain. Cochrane Database Syst Rev 2002;1:CD003525.
10. Lundeberg T, Haker E, Thomas M. Effect of laser versus placebo in tennis elbow. Scand J Rehab Med 1987;19:135-8.
11. Basford JR, Sheffield CG, Cieslak KR. Laser therapy: a randomized, controlled trial of the effects of low intensity Nd:YAG laser irradiation on lateral epicondylitis. Arch Phys Med Rehab 2000;81:1504-10.
12. Binder A, Hodge G, Greenwood AM, Hazleman BL, Page Thomas DP. Is therapeutic ultrasound effective in treating soft tissue lesions? BMJ 1985; 290(6467):512-4.
13. Lundeberg T, Abrahamsson P, Haker E. A comparative study of continuous ultrasound placebo ultrasound and rest in epicondylalgia. Scand J Rehab Med 1988;20:99-101.
14. Buchbinder R, Green S, White M, Barnsley L, Smidt N, Assendelft WJ. Shock wave therapy for lateral elbow pain. Cochrane Database Syst Rev 2002;1: CD003524.
15. Speed CA, Richards C, Nichols D et al. Extracorporeal shock-wave therapy for tendonitis of the rotator cuff. A double-blind, randomised, controlled trial. J Bone Joint Surg Br 2002;84:509-12.
16. Vicenzino B, Collins D, Wright A. The initial effects of a cervical spine manipulative physiotherapy treatment on the pain and dysfunction of lateral epicondylalgia. Pain 1996;68:69-74.
17. Vicenzino B, Paungmali A, Buratowski S, Wright A. Specific manipulative

therapy treatment for chronic lateral epicondylalgia produces uniquely characteristic hypoalgesia. Manual Ther 2001;6:205-12.
18 Smidt N, Windt DA van der, Assendelft WJ, Deville WL, Korthals-de Bos IB, Bouter LM. Corticosteroid injections, physiotherapy, or a wait-and-see policy for lateral epicondylitis: a randomised controlled trial. Lancet 2000; 359(9307):657-62.
19 Abbott JH. Mobilization with movement applied to the elbow affects shoulder range of movement in subjects with lateral epicondylalgia. Manual Ther 2001;6:170-7.
20 Abbott JH, Patla CE, Jensen RH. The initial effects of an elbow mobilization with movement technique on grip strength in subjects with lateral epicondylalgia. Manual Ther 2001;6:163-9.
21 Pienimaki T, Karinen P, Kemila T, Koivukangas P, Vanharanta H. Long-term follow-up of conservatively treated chronic tennis elbow patients. A prospective and retrospective analysis. Scand J Rehab Med 1998;30:159-66.
22 Svernlöv B. Adolfsson L. Non-operative treatment regime including eccentric training for lateral humeral epicondylalgia. Scand J Med Sci Sports 2001; 11:328-34.
23 Alfredson H, Pietilä T, Jonsson P, Lorentzon R. Heavy-load eccentric calf muscle training for the treatment of chronic Achilles tendinosis. Am J Sports Med 1998;26(3):360-6.
24 Alfredson H, Ljung BO, Thorsen K, Lorentzon R. In vivo investigation of ECRB tendons with microdialysis technique: no signs of inflammation but high amounts of glutamate in tennis elbow. Acta Orthop Scand 2000;71(5): 475-9.
25 Alfredson H, Lorentzon R. Chronic tendon pain: no signs of chemical inflammation but high concentrations of the neurotransmitter glutamate. Implications for treatment? Curr Drug Targets 2002;3(1):43-54.
26 Alfredson H, Forsgren S, Thorsen K, Lorentzon R. In vivo microdialysis and immunohistochemical analyses of tendon tissue demonstrated high amounts of free glutamate and glutamate NMDAR1 receptors, but no signs of inflammation, in Jumper's knee. J Orthop Res 2001;19(5):881-6.
27 Solveborn SA. Radial epicondylalgia ('tennis elbow'): treatment with stretching or forearm band. A prospective study with long-term follow-up including range-of-motion measurements. Scand J Med Sci Sports 1997;7(4): 229-37.
28 Solveborn SA, Buch F, Mallmin H, Adalberth G. Cortisone injection with anesthetic additives for radial epicondylalgia (tennis elbow). Clin Orthop 1995;(316):99-105.

4 Een 66-jarige vrouw met hevige pijn in de heup en onvermogen om te staan als gevolg van een zijwaartse val

Koos van Nugteren

Tijdens een partijtje voetbal met haar kleinkinderen gleed een sportieve 66-jarige vrouw uit over gladde grindtegels. Zij viel daarbij met een gestrekt been zijwaarts op haar linkerheup. Mevrouw had veel pijn en kon niet meer opstaan. Wel kon zij zich nog op haar knieën kruipend voortbewegen. Elke poging om op te staan mislukte echter en zij voelde daarbij hevige pijn in haar bil, lies en aan de laterale zijde van haar linkerheup. Het ongeval vond plaats tijdens haar vakantie in België waar zij direct naar de eerste-hulppost van het plaatselijke ziekenhuis werd gebracht. Een röntgenfoto liet geen bijzonderheden zien. De orthopeed begreep niet goed waarom patiënte niet kon staan of lopen. Hij hield het op een kneuzing en schreef naast pijnstillers enkele dagen rust voor. Toen een paar dagen later patiënte nog steeds niet rechtop kon lopen (wel kruipen) werd in haar woonplaats (Nijmegen) nogmaals een röntgenfoto gemaakt, waarop wederom geen bijzonderheden te zien waren. Ook hier had de orthopeed geen directe verklaring waaróm patiënte niet kon lopen.

Na zich nog enkele dagen kruipend te hebben voortbewogen trad er geleidelijk verbetering op in de situatie.

Status praesens

Tweeënhalve week na de val zie ik patiënte voor het eerst. Zij komt binnen en vertoont een sterk mankend looppatroon. Er is pijn bij belasting van het linkerbeen. De pijn wordt gevoeld in een groot gebied: het betreft de bil, de lies en vooral de laterale zijde van de heup. Wanneer zij met een stok loopt aan de rechterzijde en tijdens het lopen hierop goed steunt, vermindert de pijn aanzienlijk. Krukken wil mevrouw thuis niet gebruiken.
  Traplopen is niet mogelijk: zij gaat thuis zittend de trap op en af, zichzelf daarbij steeds met haar handen opduwend.
  Patiënte verklaart dat vooral het *zijwaarts* verplaatsen van het linkerbeen zeer pijnlijk is.
  Op de linkerzij liggen is niet mogelijk vanwege de pijn. Op haar rug liggen gaat wel wat beter, maar dan voelt zij vaak 'kramp' aan de laterale zijde van het linkerbeen.

Algemene palpatie

Er is geen temperatuurverhoging of zwelling palpabel ten opzichte van de niet-aangedane zijde. Volgens patiënte is de regio rondom de linkerheup wel warmer geweest.

Inspectie

Geen bijzonderheden. Volgens patiënte is het been ook niet dik of blauw geweest.

Functieonderzoek

- De passieve bewegingen van het heupgewricht zijn alle volledig en pijnloos mogelijk (!).
- Er is geen asdrukpijn.
- De enige bevinding bij het onderzoek is een matig pijnlijke abductie tegen manuele weerstand in rugligging met de benen gestrekt. Dit betreft ook de voor haar kenmerkende pijn.

Interpretatie

Uiteraard is de eerste gedachte na een val op de heup of er sprake kan zijn van een femurhalsfractuur. Aangezien een fractuur tweemaal door röntgenfoto's is uitgesloten, moet de oorzaak van de pijn elders worden gezocht. Een val op de heup kan gemakkelijk irritatie van het gewricht teweegbrengen door kapselbeschadiging en symptomen van traumatische artritis. Dit kan de eerste dagen het geval geweest zijn, maar echter zeker niet op het moment van het functieonderzoek, tweeënhalve week na het trauma, gezien de negatieve bevindingen bij het passieve bewegingsonderzoek.

Vrijwel zeker gaat het hier om een forse beschadiging van de pezen en peesinserties die zich op de trochanter major bevinden: de pezen en peesinserties van de m. gluteus medius en minimus en de origo van de m. vastus lateralis. Deze spieren hebben alle hun insertie aan de trochanter major. Ook de tractus iliotibialis verloopt over de trochanter maar is daarmee niet direct verbonden. Dit peesblad loopt van de bovenzijde van de bekkenkam over de trochanter heen naar distaal. Aan de voorzijde van de tractus iliotibialis insereren peesvezels van de m. tensor fasciae latae en aan de achterzijde insereren peesvezels van de m. gluteus maximus (zie figuur 4-1).

Bij een val op de zij (lees: op de trochanter major) kunnen de – over de trochanter liggende – tractus iliotibialis, de pezen van de m. gluteus medius en minimus en de origo van de m. vastus lateralis gemakkelijk beschadigd raken. Tijdens het lopen kunnen deze weefselstructuren pijn veroorzaken als gevolg van de hierna genoemde mechanismen.

1 Wat betreft de pezen van de m. gluteus medius en minimus: wanneer

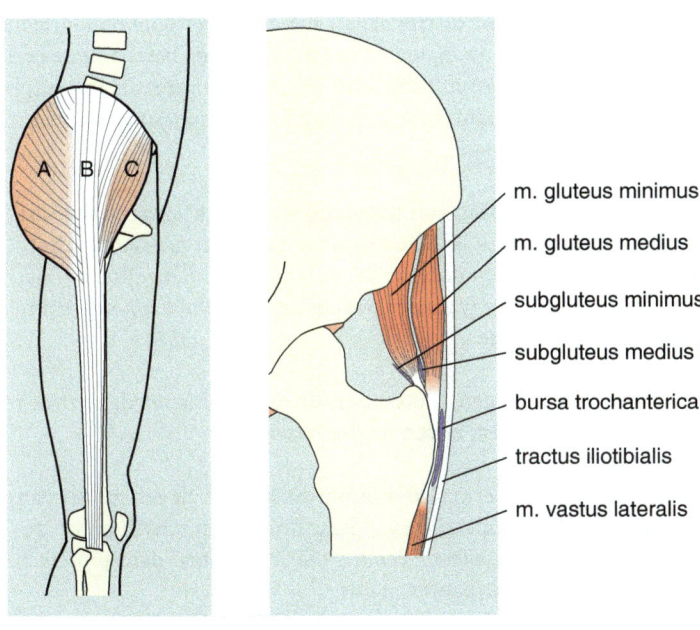

Figuur 4-1
Links: aan de voorzijde van de tractus iliotibialis (B) insereren peesvezels van de m. tensor fasciae latae (C) en aan de achterzijde insereren peesvezels van de m. gluteus maximus (A).

Rechts: de pezen van de m. gluteus medius en minimus insereren beide aan de trochanter major en zijn verweven met de origo van de m. vastus lateralis. De tractus iliotibialis verloopt over de trochanter major, maar staat daarmee niet in verbinding.

een van deze structuren is beschadigd zal elke stap pijnlijk zijn omdat er dan grote trekkrachten ontstaan op de abductorenpezen van het standbeen. In het geval van een letsel van de origo van de m. vastus lateralis kan pijn optreden omdat er tijdens de standfase van het aangedane been een contractie van de extensoren van de knie wordt gevraagd.

2 Wat betreft de tractus iliotibialis: de m. tensor fasciae latae en de bovenste vezels van de m. gluteus maximus moeten zich tijdens het lopen krachtig aanspannen zodra het been 'standbeen' wordt. Hun abducerende functie voorkomt immers dat men door de heup heen zakt. Tijdens deze spieractiviteit wordt de tractus iliotibialis in de *lengterichting* op spanning gezet. Aangezien hierbij de m. tensor fasciae latae de anterieure zijde van de tractus naar voren trekt en de m. gluteus maximus de posterieure zijde naar achteren, wordt het midden van de tractus hierbij strak over de trochanter gespannen. Ter hoogte van de trochanter wordt de tractus dus (ook) in dwarse richting op spanning gezet.

3 Tijdens het lopen schuift de strak-gespannen tractus iliotibialis bij het naar achteren brengen van het standbeen achterwaarts over de trochanter. Bij het naar voren zwaaien van het been verplaatst de tractus zich weer naar voren: deze frictie zal bij een lokaal letsel van de tractus zelf of van de eronder liggende structuren zeker pijn veroorzaken.

Deze mechanismen vormen eveneens de verklaring voor het feit dat patiënte wél kon kruipen en 'zittend' de trap op- en afgaan. Bij een geflecteerde heup zal de tractus namelijk minder strak gespannen staan omdat de origo (bekkenkam) en insertie (tibia) in die houding dichter bij elkaar komen. Bovendien zal het beschadigde deel van de tractus niet gehinderd worden door het verloop *over* de trochanter major: hij verloopt dan immers meer vóórlangs de trochanter major. In het geval van een beschadigde pees van m. gluteus medius en/of minimus zal de tractus iliotibialis in kruiphouding niet over de trochanter heen 'wrijven', maar voorlangs blijven verlopen.

Uiteraard heeft kruiphouding ook het voordeel dat het lichaamsgewicht tevens gedragen wordt door de beide handen en er veel minder kracht hoeft te worden opgevangen door de heupabductoren. Eenzelfde ontlastend mechanisme treedt op wanneer patiënte een stok of kruk gebruikt aan de niet-aangedane zijde.

Uiteraard is het bij een dergelijk letsel pijnlijk om op de aangedane zijde te liggen: men ligt dan immers boven op het letsel.

Ten slotte is kan worden verklaard waarom patiënte vaak een gevoel van kramp ervaart aan de laterale zijde van haar linkerbeen terwijl zij op de rug ligt met de benen gestrekt: de tractus iliotibialis staat dan immers strakgespannen over de trochanter major.

Bursa trochanterica

Het is goed mogelijk dat ook de bursa trochanterica door de val is beschadigd: deze bevindt zich immers precies op de trochanter major. Ten tijde van het onderzoek zijn hier echter geen symptomen meer van aanwezig. Het kenmerkende beeld van een bursitis is: forse zwelling, warmte, pijn en roodheid. Gewoonlijk is ook fluctuatie van het vocht binnen de bursa palpabel.* Bij onze patiënte was in elk geval geen sprake van zichtbare zwelling, temperatuurverhoging en roodheid ter plaatse van de trochanter major.

Specifieke palpatie

Ter plaatse van de trochanter major is sprake van *extreme* drukpijn, vooral wanneer het been gestrekt is. Weer wordt bij palpatie geen temperatuurverschil gevoeld ten opzichte van de niet-aangedane zijde. Er is ook *geen* sprake van zwelling. Verder is ook geen fluctuatie van vloeistof binnen de bursa palpabel. Aangezien zich bij mevrouw ter plaatse van de trochanter major weinig onderhuids vetweefsel bevindt, is de palpatie gemakkelijk uitvoerbaar.

---

* Zie voor de beschrijving van echte bursitis trochanterica casus H 10: een 48-jarige man met een forse zwelling in de linker trochanter major-regio na een val van zijn paard. Pat Wyffels. *Orthopedische casuïstiek*, november 1992.

Diagnose

Peesletsel van de heupabductoren ter plaatse van de trochanter major

Therapie

Aangezien het hier een acute beschadiging van peesweefsel betreft, zal zich een klassiek genezingsproces voltrekken *(zie ook figuur 0-5)*.
1 *Ontstekingsfase,* gedurende ongeveer een week. Hierbij is het aangedane gebied zeer pijnlijk en warmer dan aan de niet-aangedane zijde. Er is sprake van een traumatische tendinitis.
2 *Proliferatiefase,* gedurende ongeveer drie weken. Tijdens deze fase zullen in het begin vooral nieuwe type III collageenvezels worden aangemaakt: dit zijn relatief zwakke 'reparatievezels'. Onderhavige patiënte bezoekt de praktijk tijdens deze fase (2½ week na het trauma). De pijn is milder van aard dan tijdens de ontstekingsfase.
3 *Remodelleringsfase,* enkele maanden tot een jaar. Hierbij wordt het collageentype III (ofwel het tijdelijk 'reparatiecollageen') weer omgezet in het oorspronkelijke sterkere collageentype I. Tijdens deze fase is gewoonlijk geen sprake meer van pijn, maar wel nog van een verminderde belastbaarheid.

Ter stimulering van het genezingsproces worden de volgende adviezen gegeven:
– voor een optimale wondgenezing is het van belang dat het aangedane gebied goed van zuurstofrijk bloed voorzien wordt. Aerobe oefeningen binnen de pijngrens worden daarom aanbevolen: fietsen op de hometrainer en het maken van fietsbewegingen in rugligging. Onze patiënte kan dit zonder pijn uitvoeren;
– eenvoudige grondoefeningen binnen de pijngrens;
– proberen met een goede ondersteuning (een of twee krukken) op een normale manier te lopen: de nieuwgevormde collageenvezels zullen zich dan in de juiste richting oriënteren. Lichte pijn is hierbij toegestaan.

Zodra de pijn verdwijnt (remodelleringsfase) kan men in het geval van sportieve patiënten denken aan:
– spierversterkende oefeningen teneinde het weefsel verder te versterken;
– proprioceptieve training;
– sportspecifieke training.

Follow-up

Het verdere verloop in dit ziekteverhaal geschiedt volgens verwachting. Vijf weken na het trauma is patiënte nagenoeg klachtenvrij.

Bespreking

Laterale heuppijn is vaak moeilijk te diagnosticeren. Bij onderhavige patiënte was de diagnose echter niet zo moeilijk te stellen.

Laterale heuppijn die *geleidelijk* ontstaat, is veel lastiger om te diagnosticeren: dergelijke *spontaan ontstane chronische* laterale heuppijn kan in dezelfde anatomische structuur ontstaan als bij onze patiënte, namelijk rondom de insertie van de m. gluteus medius en minimus, met als extra complicerende factor de tractus iliotibialis. Bij soortgelijke chronische klachten spreekt men niet van tendinitis maar van *tendinose*: hierbij gaat het om een degeneratief proces. Dit type chronische heupklachten wordt vaak gezien bij vrouwen van middelbare leeftijd en ouder, maar soms ook bij veel jongere langeafstandlopers.

Tendinitis versus tendinose

Het is belangrijk goed onderscheid te maken tussen tendinitis als gevolg van een letsel (bijvoorbeeld door een val op de heup zoals in onderhavige casus) en tendinose die geleidelijk ontstaat. Alleen bij tendinitis is sprake van een felle ontstekingsreactie (inflammatie).

Tendinitis is meestal* een gewenst ontstekingsproces, volgend op een acuut letsel, dat gemiddeld een week voortduurt en het begin vormt van weefselherstel. Na een eerste korte periode van rust zal door functioneel te bewegen en geleidelijk de belasting op te bouwen weer herstel optreden. Het zal maanden duren voordat de trekkracht van de beschadigde pees weer optimaal is. Bij patiënte in deze casus was sprake van een dergelijk peesletsel.

Tendinose is een chronisch en ongewenst degeneratief proces in een pees dat geleidelijk ontstaat en in veel gevallen pas geneest door toepassing van excentrische krachttraining gedurende enkele maanden. Ter plaatse van de trochanter major kunnen tendinosen en rupturen van de heupabductoren laterale heuppijn veroorzaken.

---

* Een tendinitis is ongewenst wanneer het een auto-immuunproces betreft zoals in het geval van reumatoïde artritis.

5 Laterale heuppijn bij een 78-jarige vrouw na werkzaamheden in de tuin

Koos van Nugteren

Enkele dagen nadat zij flink in haar tuin had gewerkt kreeg een 78-jarige vrouw pijn aan de laterale zijde van het linkerbekken. Aangezien het nogal zwaar werk was geweest – zij had bijvoorbeeld de tuin omgespit – dacht mevrouw dat zij haar lichaam te zwaar had belast en hoopte dat de klachten vanzelf wel weer over zouden gaan. Drie maanden later was de situatie echter nog onveranderd en besloot zij haar huisarts te raadplegen. Deze vermoedde een bursitis trochanterica en stuurde patiënte door voor fysiotherapeutische behandeling.

Patiënte heeft 's nachts pijn als zij op haar linkerzijde ligt.
– Er is sprake van startpijn zodra zij 's morgens opstaat uit bed. Daarna wordt de pijn geleidelijk wat minder.
– Zij kan nauwelijks op haar linkerbeen staan vanwege de pijn en daarom loopt zij met een stok.
– De pijn betreft de laterale zijde van het bekken en straalt via de laterale zijde van het been uit tot aan de knie.
– Traplopen is vrijwel onmogelijk, waarbij vooral het oplopen van de trap veel pijn provoceert.
– Op een schaal van één tot tien scoort patiënte zelf haar pijn op dit moment als een vijf.
– Zij ervaart soms wat tintelingen in de linkerkuit, maar deze zijn niet duidelijk gerelateerd aan haar heupklachten.

Inspectie

Het betreft een vrouw met een tamelijk breed bekken. Zij loopt mankend met een verkorte steunfase op het linkerbeen en vertoont een symptoom van Duchenne: zij brengt haar romp tijdens de standfase enigszins zijwaarts boven haar linkerbeen. Verder zijn er geen bijzonderheden.

Algemene palpatie

Er zijn geen verschijnselen in de zin van warmte of zwelling.

Status praesens

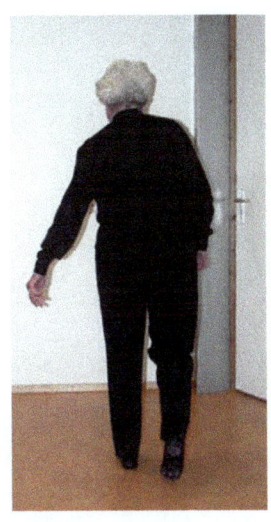

Figuur 5-1
Symptoom van Duchenne: tijdens de standfase wordt de romp enigszins zijwaarts boven het aangedane linkerbeen gebracht.

Functieonderzoek

- De mobiliteit van het heupgewricht is normaal. Alleen passieve exorotatie provoceert enigszins de voor patiënte herkenbare pijn.
- Er bestaat een geringe rekpijn van de tractus iliotibialis.
- De weerstandstests zijn negatief.
- Onderzoek van de lumbale wervelkolom toont bewegingsbeperkingen in alle richtingen, vooral wat betreft de extensie, maar deze provoceren geen pijn en passen bij de leeftijd van patiënte.

Specifieke palpatie

Uitgebreide palpatie van het bekken en het bovenbeen toont alleen drukpijn op en iets boven de trochanter major. Het betreft de voor haar kenmerkende pijn, die zij ook voelt bij het lopen en wanneer zij op haar rechterzijde ligt. Aan de niet-aangedane zijde wordt deze pijn niet gevoeld. Er is zeker geen sprake van zwelling of fluctuatie ter hoogte van de bursa trochanterica.

Interpretatie

In dit geval zijn vrijwel alle symptomen aanwezig die passen bij tendinose van de heupabductoren, te weten de mm. gluteus medius en minimus. Tendinose, ofwel peesdegeneratie, is uitgebreid onderzocht en beschreven met betrekking tot de achillespees, de origo van de onderarmextensoren (tenniselleboog), de rotatorcuffpezen en de kniepees (jumper's knee).

Minder bekend is dat deze vorm van tendinose ook regelmatig wordt aangetroffen in de pezen van de mm. gluteus medius en minimus. Rondom hun aanhechting aan de trochanter major worden deze pezen bedekt door de tractus iliotibialis *(figuur 5-2)*. In het geval van tendinose van de heupabductoren wordt de pijn mede veroorzaakt door mechanische irritatie vanuit de tractus iliotibialis, die namelijk een naar mediaal gerichte kracht uitoefent op de trochanter major. Door deze kracht wordt de heupkop in de heupkom 'geduwd'. De tractus die zich tijdens het lopen voortdurend in voor-achterwaartse richting verplaatst, veroorzaakt frictie langs de pezen van de beide mm. glutei ter plaatse van hun aanhechting aan de trochanter *(figuur 5-3)*. Een slijmbeurs, de bursa trochanterica, bevindt zich tussen de tractus en de beide peesaanhechtingen, zodat wrijving van de tractus tegen deze onderliggende weefselstructuren wordt geminimaliseerd.

In hoeverre de klachten van patiënte veroorzaakt zijn door haar werkzaamheden in de tuin is moeilijk te zeggen. Aangezien mevrouw zich geen acuut moment kan herinneren waarop haar klachten zijn begonnen, is er waarschijnlijk geen sprake van een ruptuur hoewel dat niet absoluut kan worden uitgesloten. Soms treden spontane rupturen op in gedegenereerd peesweefsel zonder dat de patiënt zich ervan bewust is. In extreme gevallen van peesdegeneratie van de heupabductoren kan zelfs een zoge-

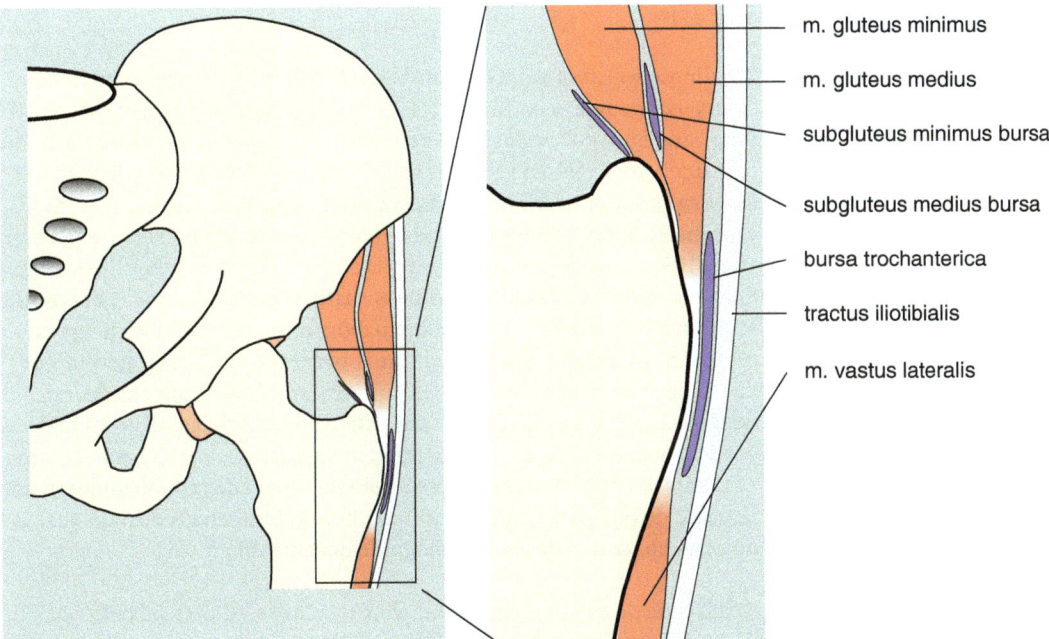

Figuur 5-2
De pezen van de m. gluteus medius en minimus worden rondom hun aanhechting aan de trochanter major bedekt door de tractus iliotibialis. Onder de tractus bevindt zich de bursa trochanterica.

naamde 'bald trochanter' ontstaan, ofwel een 'kale trochanter', waarvan vrijwel alle peesaanhechtingen zijn losgescheurd.

Wat betreft de tintelingen in de kuit die patiënte ervaart: deze lijken eerder in verband te staan met artrotische veranderingen in haar rug dan met de heupklachten.

Abductie tegen manuele weerstand hoeft bij deze aandoening niet altijd pijnlijk te zijn. De kracht die manueel gegeven kan worden is minder dan de kracht die de heupabductoren moeten leveren tijdens lopen. Bovendien ontbreekt bij het manueel testen de – tijdens lopen – optredende frictie van de tractus iliotibialis tegen de onderliggende trochanter major.

Diagnose

Tendinose van de mm. gluteus medius en minimus

Therapie

Tendinose wordt in principe conservatief behandeld met excentrische spierversterkende oefeningen. Nadat wat is geëxperimenteerd met elastische banden wordt besloten de heupabductoren van onderhavige patiënte te trainen door middel van afstapoefeningen. Zij krijgt twee stevige opstapbankjes mee naar huis, eentje van tien centimeter en eentje van vijf centimeter hoog. Mevrouw kan de bankjes ook stapelen, zodat een afstap van vijftien centimeter wordt gecreëerd. Zij stapt op met het niet-aangedane rechterbeen en stapt vervolgens rustig daarmee weer af. Tijdens dit afstappen contraheren de beide heupabductoren van de linkerheup excentrisch. De oefeningen worden thuis tweemaal per dag uitgevoerd in vier series van 15 herhalingen. De dosering wordt gereguleerd door de hoogte van de opstap en door verzwaring van het lichaam door middel van gewichten (bijvoorbeeld het vasthouden van halters, het dragen van een zware jas of het omhangen van een rugzak). Zodra de pijn vermindert, kan patiënte de onderste traptrede in haar huis gebruiken als opstap: deze is nog iets hoger dan de eerdergenoemde opstapbankjes.

Gedurende de eerste oefenmaand wordt weinig resultaat geboekt. De pijn varieert ook nogal gedurende deze periode. Op een schaal van één tot tien fluctueert haar pijnscore van vier tot zeven. Op het moment dat de pijnscore zeven bedraagt, heeft patiënte weinig vertrouwen meer in de oefentherapie en gaat terug naar de huisarts. Deze laat vervolgens een röntgenfoto maken van haar rug en de beide heupgewrichten.

Aanvullend onderzoek

De röntgenfoto van de lumbale wervelkolom vertoont een forse discopathie L5-S1, met ook forse facetartrose L4-L5 en L5-S1. Verder bestaat er discopathie op het niveau van de thoracolumbale overgang Th12-L1 en L1-L2. De sacro-iliacale gewrichten en de heupgewrichten zijn in orde.

Interpretatie

De gevonden afwijkingen zijn voor een 78-jarige vrouw zeker niet ongebruikelijk. Ze verklaren de tintelingen in de kuit, maar houden zeer waarschijnlijk geen verband met haar belastingsafhankelijke laterale heuppijn. Ik onderzoek haar rug opnieuw: alle bewegingen in de rug zijn pijnloos mogelijk. Wel bestaan er beperkingen volgens een capsulair patroon, hetgeen een bevestiging vormt van het röntgenonderzoek. Hiermee wordt nog eens duidelijk gemaakt dat beeldvormende opnamen niet altijd helderheid verschaffen omtrent de werkelijk onderliggende pathologie. Niet zelden geeft een röntgenfoto misleidende informatie over asymptomatische 'nevenpathologie'.

Vooralsnog blijft de diagnose 'tendinose van m. gluteus medius en minimus' ongewijzigd staan in het patiëntendossier.

Follow-up

Na een week onderbreking gaat patiënte weer door met de training. De week rust lijkt mevrouw goed te hebben gedaan want gedurende de tweede maand verbetert de situatie snel. Na twee maanden is de pijn nog

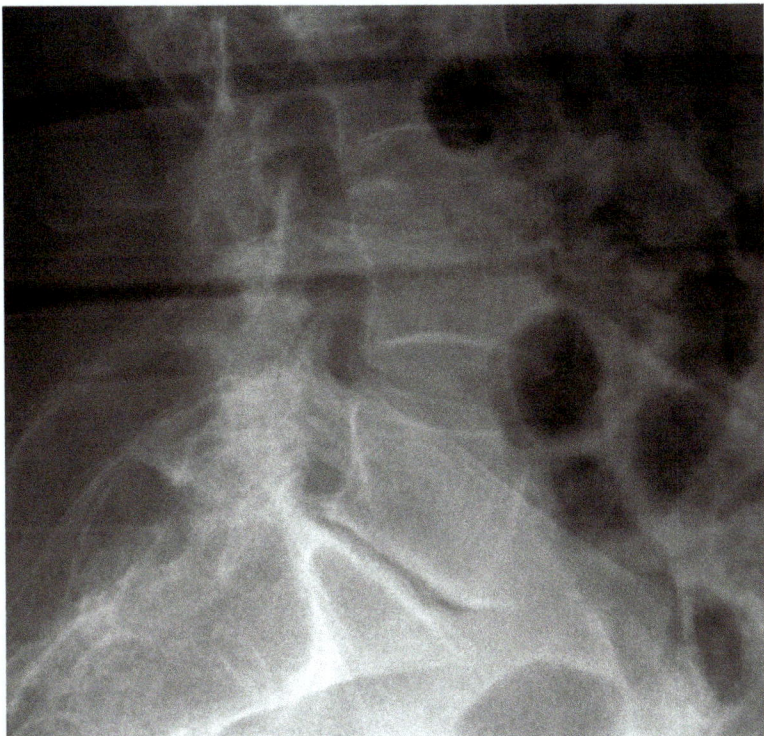

Figuur 5-4
De laterale röntgenfoto toont een forse discopathie L5-S1 en facetartrose L4-L5 en L5-S1.

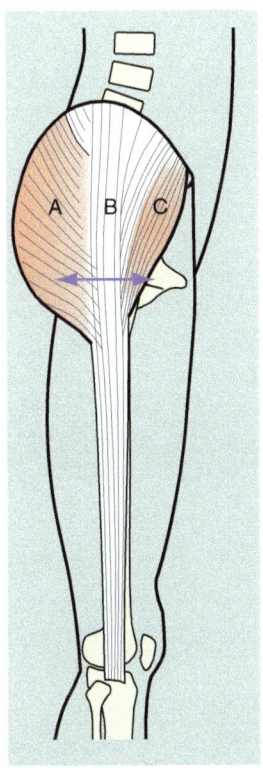

maar gering: patiënte geeft zichzelf een vas-score van één. Het oefenprogramma bestaat uit een drie maanden durende training. Na drie maanden is patiënte klachtenvrij en mag zij de trainingsfrequentie verminderen. Het is wel verstandig om dan nog eenmaal per week de oefeningen te blijven uitvoeren. Gebleken is dat de eenmaal opgebouwde spierkracht blijft bestaan wanneer men eenmaal per week kortstondig dezelfde krachttraining uitvoert. Vermoedelijk zullen daardoor de trekkracht en kwaliteit van het overeenkomstige peesweefsel eveneens gehandhaafd blijven.

Een halfjaar na aanvang van de therapie is patiënte nog steeds klachtenvrij.

Deze patiëntengeschiedenis toont dat men de training niet te snel moet opgeven. Wanneer de pijn tijdens het trainingsprogramma al te hevig wordt, kan men overwegen de patiënt een week rust te gunnen teneinde het peesweefsel de tijd te geven zich aan te passen aan de verzwaarde omstandigheden.

Figuur 5-3
De tractus iliotibialis (B), die zich tijdens het lopen voortdurend voor-achterwaarts verplaatst, veroorzaakt frictie op de onderliggende pezen van de mm. gluteus medius en minimus ter plaatse van hun aanhechting aan de trochanter major. De tractus wordt op spanning gehouden door de m. gluteus maximus (A) en de m. tensor fasciae latae (C).

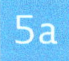 # Addendum: tendinose van heupabductoren als oorzaak van het trochanter major pijnsyndroom

Koos van Nugteren

Inleiding

Het 'trochanter major pijnsyndroom'* wordt in het bijzonder gekenmerkt door laterale heuppijn. Patiënten ervaren gewoonlijk pijn tijdens het lopen en bij het liggen op de aangedane zijde. De pijn is gelokaliseerd op of rondom de trochanter major en straalt dikwijls uit via de laterale zijde van het been naar de knie. Een enkele keer wordt ook liespijn of pijn in de bil gevoeld. Dikwijls zijn de heupabductoren verzwakt, waardoor bij het lopen een positief symptoom van Trendelenburg optreedt.[1] Het passieve functieonderzoek van de heup toont geen beperkingen aan, tenzij er sprake is van nevenpathologie zoals heupartrose. Bij palpatie vindt men drukpijn op de trochanter major. Deze combinatie van klinische symptomen wordt meestal gediagnosticeerd als bursitis trochanterica. Reumatologen en orthopeden worden zich er echter steeds meer van bewust dat een ruptuur van heupabductoren ter plaatse van de trochanter major een belangrijker oorzaak kan zijn van dit trochanter major pijnsyndroom.[1,18] Een dergelijke ruptuur wordt meestal voorafgegaan door degeneratie van peesweefsel (tendinose).

Het trochanter major pijnsyndroom wordt meestal gevonden bij vrouwen van middelbare leeftijd[2] en ouder, maar het komt ook voor bij mannen en in andere leeftijdsgroepen**. Verder kunnen langeafstandshardlopers die steeds aan dezelfde kant van de weg lopen, worden geconfronteerd met deze aandoening[3]: zij krijgen pijn aan het been dat zich aan de 'buitenzijde' van de weg bevindt.*** Als er sprake is van *uitstralende* pijn kan het

---

* De term 'trochanter major pijnsyndroom' is overgenomen uit de Engelse literatuur: 'the greater trochanteric pain syndrome'. Deze term wordt in dit hoofdstuk gebruikt omdat er veel verwarring bestaat over de etiologie van lokale laterale heuppijn. Meestal wordt de diagnose 'bursitis trochanterica' gegeven bij patiënten met dit type heupklachten.
** Zie casus H 11: een jonge voetballer met therapieresistente pijn in de rechter trochanter major-regio. Pat Wyffels. Orthopedische casuïstiek, november 1992.
*** De zijkant van de weg bevindt zich altijd lager dan het midden ervan: dit heeft te maken met de ongestoorde afwatering.

beeld enigszins lijken op dat van ischialgie.[4] Wanneer echter neurologische verschijnselen ontbreken en er (druk)pijn en zwakte van de heupabductoren bestaat, moet men zeker bedacht zijn op pathologie van pezen ter plaatse van de trochanter major.

Anatomie

De trochanter major is een grote apofyse waar belangrijke spieren aanhechten. Bij het lopen zorgen ze voor het bewegen van het been tijdens de zwaaifase en ze hebben een belangrijke functie bij het 'dragen' van het lichaam op het standbeen. De heupabductoren moeten grote krachten genereren tijdens de standfase want vrijwel het gehele lichaam wordt dan gedragen door de heupkop, terwijl de heupabductoren voorkomen dat men door de heup zakt. Belangrijke heupabductoren zijn de mm. gluteus medius en minimus en de musculatuur die de tractus iliotibialis op spanning houdt. De tractus iliotibialis is het grote peesblad dat zijn origo heeft aan de voorzijde van de bekkenkam en distaal insereert aan de tibia. De tractus wordt proximaal op spanning gehouden door de m. tensor fasciae latae en de m. gluteus maximus. Dit effect kan nog worden verhoogd door simultane contractie van de onderliggende m. vastus lateralis, waardoor de afstand tussen de tractus en de femurschacht wordt verhoogd.[5]

Verschillende heupabductoren zullen bij contractie onderling langs elkaar schuiven: deze frictie wordt geminimaliseerd door bursae die zich tussen de pezen bevinden. Vooral de tractus iliotibialis beweegt vrij fors in voor-achterwaartse richting ten opzichte van de trochanter en de erover liggende peesinserties. Wanneer het been zich tijdens het lopen naar voren beweegt, schuift de tractus iliotibialis over de trochanter naar voren als gevolg van contractie van de m. tensor fasciae latae. Bij het naar achteren verplaatsen van het been schuift de tractus – over de trochanter heen – weer naar achteren: de laatste beweging wordt bewerkstelligd door de m. gluteus maximus doordat deze spier voor een deel aan de achterzijde van de tractus iliotibialis insereert. De hieruit voortkomende wrijving wordt opgevangen door een grote slijmbeurs: de bursa trochanterica. Twee andere slijmbeurzen bevinden zich onder de pezen van de m. gluteus medius en minimus: de subgluteus medius bursa en de subgluteus minimus bursa.

Grote individuele variatie is mogelijk in aantal, grootte en lokalisatie van de bursae rondom de trochanter major.[7] De drie genoemde (en afgebeelde) bursae zijn in dit anatomische verhaal de belangrijkste en zijn bijna altijd aanwezig.

De tractus iliotibialis heeft geen enkele directe bevestiging met het femur en ligt volledig los van de trochanter major. Aangezien de m. gluteus maximus zowel aan de tractus als aan het femur insereert, bestaat er wel een *indirecte* verbinding via de m. gluteus maximus met het femur.

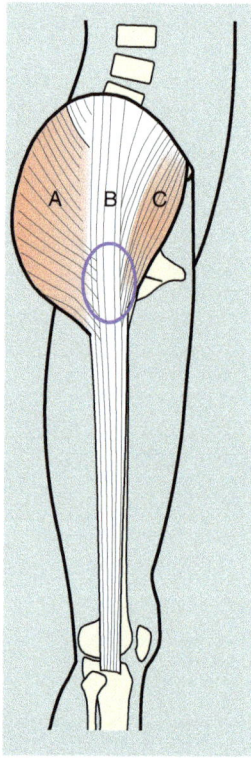

Figuur 5a-1
A: m. gluteus maximus
B: tractus iliotibialis
C: m. tensor fasciae latae
De m. gluteus maximus en de m. tensor fasciae latae insereren (deels) aan respectievelijk de achterzijde en aan de voorzijde van de tractus iliotibialis. De paarse cirkel toont de plaats waaronder zich de bursa trochanterica en de trochanter major bevinden. De – hier niet ingetekende – m. vastus lateralis bevindt zich deels onder de tractus iliotibialis en kan door te contraheren de tractus naar opzij duwen.

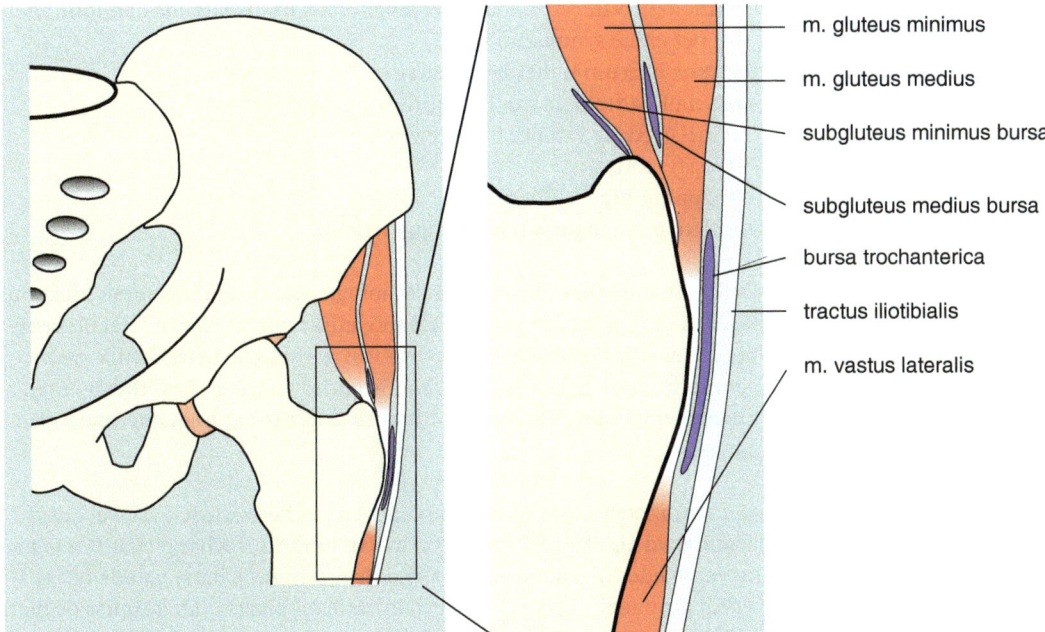

Figuur 5a-2
De belangrijkste bursae en peesinserties ter plaatse van de trochanter major.
NB: Ook de m. vastus lateralis heeft zijn origo voor een deel op de trochanter major: deze origo is verweven met de insertie van de beide mm. glutei: ze vormen een gezamenlijke aanhechting aan de trochanter major in de vorm van een breed fibrotendineus blad.[6] Contractie van de m. vastus lateralis leidt tot het opzij duwen van de tractus, die hierdoor verder op spanning wordt gebracht.

Etiologie van het trochanter major pijnsyndroom

Laterale heuppijn kan zeer veel oorzaken hebben. Dit maakt het vaak lastig om een betrouwbare diagnose te stellen, vooral wanneer andere kenmerkende symptomen ontbreken. Als er pijn bestaat ter hoogte van de trochanter major dient men differentiaaldiagnostisch rekening te houden met onder meer:
– tendinose, al of niet in combinatie met een degeneratieve ruptuur van heupabductoren*;
– calcificatie van pezen ter plaatse van de trochanter major**;
– bursitis trochanterica;

Differentiaaldiagnostiek

---

* *Zie casus H 43: een obese 58-jarige vrouw met chronische pijnklachten ter hoogte van de trochanter major. Marc Martens. Orthopedische casuïstiek, december 1998.*
** *Zie casus H 61 en het addendum: hevige, reeds enkele jaren bestaande laterale heuppijn met uitstraling tot aan de voet, bij een 46-jarige vrouw. Dos Winkel, Pat Wyffels en Marc Martens. Orthopedische casuïstiek, mei 2004.*

- pathologie van de lumbale wervelkolom: soms is laterale heuppijn hierbij het enige symptoom*;
- corpus liberum in het heupgewricht**;
- letsel of pathologie van het labrum acetabulare***;
- artritis/artrose van het heupgewricht****;
- stressfractuur;
- 'snapping hip';
- andere pathologie van het heupgewricht.

De in dit addendum besproken pathologie van heupabductoren moet dus worden gezien als een van de vele mogelijke oorzaken van laterale heuppijn. Het is gebleken dat deze vorm van pathologie betrekkelijk vaak voorkomt maar nog niet zo bekend is onder artsen en fysiotherapeuten/kinesitherapeuten. Daarom wordt deze aandoening frequent 'ondergediagnosticeerd'.[8,9,10]

Het trochanter major pijnsyndroom werd in het verleden vrijwel altijd beschouwd als een geïsoleerde vorm van bursitis trochanterica. Dat is niet zo verwonderlijk aangezien er altijd drukpijn ter plaatse van de bursa wordt gevonden. Tevens bleek een injectie ter plaatse van de bursa de mate van pijn te verminderen. Nu realiseert men zich dat er zich op de trochanter – behalve een slijmbeurs – ook peesweefsel bevindt van waaruit pijn kan ontstaan. Als veroorzakers hiervan komen in aanmerking de reeds genoemde eindpezen van de m. gluteus medius, die van de m. gluteus minimus en de origo van de m. vastus lateralis: deze origo sluit ter hoogte van de trochanter major aan bij de inserties van de twee andere pezen (figuur 5a-2). Op de laterale zijde van de trochanter komen de drie pezen samen in de vorm van een fibrotendineus blad. Er zijn inmiddels diverse aanwijzingen naar voren gekomen dat pijn ter plaatse van de trochanter major vaak zijn oorsprong vindt in het peesweefsel en niet (alleen) in de bursa. Overigens is een reactieve bursitis als gevolg van peesletsel heel goed mogelijk aangezien deze beide structuren nauw met elkaar verbonden zijn.

Waarschijnlijk speelt de tractus iliotibialis een rol bij het ontstaan en manifest worden van de klachten. Pijn wordt namelijk ervaren tijdens

---

* Zie casus H 55: een 23-jarige sportstudent met ruim drie jaar bestaande lies- en trochanterpijn en een osteoïd osteoom in de femurhals. Dos Winkel. Orthopedische casuïstiek, november 2000.

** Zie casus H 19: een 43-jarige patiënte met spontaan opgekomen pijn in de trochanter major-regio tijdens tennissen. Pat Wyffels. Orthopedische casuïstiek, november 1993.

*** Zie casus H 58: toenemende pijn in de lies- en trochanterregio bij een 58-jarige vrouw. Dos Winkel. Orthopedische casuïstiek, november 2001.

**** Zie casus H 36: een 28-jarige verpleegkundige met laterale heuppijn, uitstralend naar de lies en de anteromediale zijde van het bovenbeen. Ann Lechat. Orthopedische casuïstiek, december 1996.

lopen wanneer er frictie plaatsvindt tussen de tractus iliotibialis en de aangedane pezen die de trochanter bedekken.

> Een bijzondere vorm van door de tractus iliotibialis veroorzaakte frictie is de zogenaamde 'snapping hip': hierbij vormt de trochanter major een dusdanig obstakel voor de bewegingen van de tractus dat de tractus er met een voelbare of zelfs hoorbare 'knak' overheen schiet tijdens het lopen. Een 'snapping hip' is een van de veroorzakers van het trochanter major pijnsyndroom. Zoltan et al. (1986)[11] behandelden deze aandoening bij zeven atleten met goed resultaat door operatieve verwijdering van een ellipsvormig deel van de tractus, namelijk het deel dat de trochanter bedekt.
> NB: Een 'snapping hip' kan ook op andere plaatsen rondom het heupgewricht voorkomen.
>
> Nog een bijzondere vorm van door de tractus iliotibialis veroorzaakte frictie is het iliotibiale frictiesyndroom: een aandoening die men kan vinden aan de laterale zijde van de *knie*. Dit syndroom ontstaat door frictie tussen de tractus en de laterale femurcondyl.

Bursitis versus tendinose

– De diagnose 'bursitis trochanterica' wordt gesteld per exclusionem*.[12] Er worden namelijk geen verschijnselen van een ontsteking gevonden: zwelling, warmte en roodheid zijn gewoonlijk afwezig. Deze symptomen worden bij een veronderstelde bursitis trochanterica vrijwel nooit aangetroffen.[2] Van *gedegenereerd* peesweefsel is echter bekend dat dit kan bestaan zonder dat zich verschijnselen van ontsteking voordoen (zie de algemene inleiding voor in dit boek). Alleen in het geval van acute rupturen kan een – soms lichte – ontstekingsreactie (inflammatie) optreden in het gedegenereerde peesweefsel. Lichte zwelling van peesweefsel ten gevolge van de degeneratie valt meestal niet op bij palpatie rond de heup.**
– Dikwijls wordt op röntgenfoto's van patiënten met laterale heuppijn calcificatie waargenomen in het aangedane gebied. Calcificatie komt voor bij 12-40% van de patiënten met een trochanter major pijnsyndroom. Deze calcificatie blijkt vooral op te treden in het peesweefsel nabij de insertie op het bot.[13,14,15] Histologisch onderzoek heeft inmiddels aange-

---

* *Het stellen van een diagnose door uitsluiting van andere mogelijkheden.*
** *In het geval van chronische achillespeesklachten wordt zwelling van de pees gewoonlijk wel opgemerkt omdat deze zich oppervlakkig onder de huid bevindt. Zwelling wordt bij tendinose veroorzaakt door een toename van de hoeveelheid matrix tussen de collageenvezels binnen de pees.*

toond dat in gedegenereerd peesweefsel eerder kalkvorming zal optreden dan in gezond peesweefsel.[16] Wanneer er sprake is van laterale heuppijn én calcificatie van pezen ligt het voor de hand dat de pijn afkomstig is van dit aangedane *peesweefsel* en niet van de slijmbeurs.

> Calcificatie in een pees hoeft niet altijd klachten te veroorzaken: soms kan een kalkspat jaren bestaan terwijl de patiënt (min of meer) klachtenvrij is. Op een bepaald moment zal de kalkspat door het lichaam worden 'opgemerkt' en vervolgens tijdens een acuut en zeer pijnlijk ontstekingsproces worden opgeruimd, waarna deze 'aandoening' definitief is genezen.*

– Diverse auteurs analyseerden de beelden van MRI-opnamen uitgevoerd bij patiënten met laterale heuppijn. De beelden tonen een sterke relatie tussen laterale heuppijn en pathologie van de eindpezen van de m. gluteus medius en minimus.[2,17,18] De getoonde pathologie op MRI-opnamen varieert van tendinose** via partiële rupturen*** tot volledig gerupureerde abductorenpezen****. In dat laatste geval spreekt men van een zogenaamde 'kale' trochanter om aan te geven dat de bovenzijde van de trochanter glad is: de peesinserties van de heupabductoren zijn er immers van afgescheurd. De betrouwbaarheid van MRI-opnamen met betrekking tot de beoordeling van tendinose en (partiële) peesrupturen van de mm. gluteus medius en minimus is tamelijk recent aangetoond door Cvitanic et al. (2004).[17] Zij vergeleken de statussen en MRI-opnamen van patiënten met laterale heuppijn en die van personen zonder klachten. Operaties toegepast bij patiënten met ernstige klachten in het gebied rondom de heup bevestigden in de meeste gevallen hun bevindingen op de bestudeerde MRI-opnamen.

– Bij het onderzoek van Cvitanic et al. werden op MRI-opnamen diverse aanwijzingen gevonden voor een (waarschijnlijke) bursitis trochanterica en er bleek een duidelijk verband te bestaan tussen de veronderstelde bursitis trochanterica en de peesrupturen. In slechts enkele gevallen

---

* Zie casus H 61: hevige, reeds enkele jaren bestaande laterale heuppijn met uitstraling tot aan de voet, bij een 46-jarige vrouw. Dos Winkel, Pat Wyffels en Marc Martens. *Orthopedische casuïstiek*, mei 2004.

** Tendinose werd verondersteld als, zichtbaar op MRI, craniaal van de trochanter, sprake was van verdikte pezen en een toegenomen signaalintensiteit op T2 gewogen afbeeldingen. Hierbij wordt uitgegaan van een toegenomen hoeveelheid matrix tussen de peesvezels. De peesvezels worden hierdoor uit elkaar gedrukt wat de pees doet zwellen en een goede oriëntatie van de peesvezels doet afnemen. Deze bevindingen op MRI blijken het meest betrouwbaar te zijn.

*** Een partiële ruptuur werd verondersteld wanneer, zichtbaar op MRI, sprake was van een plaatselijke onderbreking van de pees.

**** Een volledige ruptuur werd verondersteld als, zichtbaar op MRI, retractie van een peesuiteinde had plaatsgevonden.

werd op MRI-opnamen een *geïsoleerde* bursitis aangetroffen. Deze patiënten werden echter niet geopereerd zodat operatieve verificatie van de bursitis achterwege bleef.

> Het onderzoek van Cvitanic et al.[17] is in diverse andere opzichten interessant. Zo bleek het lastig om tijdens operaties duidelijk onderscheid te maken tussen de pees van de m. gluteus medius en die van de m. gluteus minimus. Deze zijn met elkaar verweven tot een soort rotator cuff van het heupgewricht. Verder vonden de chirurgen geen rupturen in de spier-peesovergang, alleen in de pees zelf, wat erop wijst dat de rupturen een gevolg zijn van tendinose (peesdegeneratie) en niet van te explosieve krachten op een gezond spier-peesapparaat.* Het onderzoek toonde eveneens dat er vooral bij ouderen vaak atrofie voorkomt in de m. gluteus medius en minimus.

Bij een trochanter major pijnsyndroom moet een bursitis, als deze tenminste aanwezig is, in de meeste gevallen worden beschouwd als een *reactie* op een peesletsel of een degeneratief proces van de pees. Aangezien de diverse bursae nauw verbonden zijn met de besproken peesinserties is het heel goed mogelijk dat peesrupturen een irritatie, beschadiging en reactieve zwelling van een bursa kunnen veroorzaken.[7]

NB: Een geïsoleerd voorkomende bursitis is uiteraard wel mogelijk in het geval van een systeemaandoening zoals reumatoïde artritis.**

Analogie met het rotatorcuffsyndroom van de schouder

Degeneratie van de heupabductoren doet denken aan soortgelijke pathologie in de schouder, namelijk 'rotatorcuffdegeneratie', waarbij ook vaak spontane (al of niet partiële) rupturen ontstaan in de aangedane cuffpezen. Bunker et al. (1997)[19] vergelijken de mm. supraspinatus en infraspinatus met respectievelijk de mm. gluteus medius en minimus. Er zijn zeker overeenkomsten aan te geven wat betreft beide lokalisaties.
– Er is sprake van *degeneratie van pezen* (tendinose) met pijn als gevolg. Op beide lokalisaties worden daarom vaak rupturen en partiële rupturen gevonden.
– Het probleem komt betrekkelijk vaak voor *bij ouderen*.
– Ook bij de schouder worden de 'tendinotische' pezen bedekt door een *grote slijmbeurs*: de bursa subacromiodeltoidea.
– Bij de schouder is vaak sprake van *frictie* tussen de gezwollen 'tendinotische' pezen en het acromion (impingementsyndroom). Bij de heup lijkt

---

* *Een ruptuur binnen een gezonde spier vindt gewoonlijk plaats bij een extreme excentrische spierinspanning. De ruptuur ontstaat altijd op de overgang tussen spier en pees, waarbij moet worden bedacht dat bindweefselelementen door de gehele spier heen lopen.*

** *De wand van een bursa bestaat uit een synoviaalvlies. Een bursa is dan ook onderworpen aan dezelfde typen aandoeningen als het kapsel van een synoviaalgewricht zoals: traumatische artritis, reumatoïde artritis, jicht, bacteriële infecties, enz.*

dit fenomeen afwezig te zijn. Dit is echter slechts schijn: de strak-gespannen tractus iliotibialis verloopt over de trochanter major en beweegt zich tijdens het lopen aanhoudend voor-achterwaarts over deze 'botknobbel'. De combinatie tendinose, frictie en pijn bestaat dus zowel in de schouder als in de heup. Rupturen in de betrokken pezen van de heup kunnen worden veroorzaakt door impingement van gezwollen tendinotische pezen die zich onder de tractus iliotibialis bevinden.[20]

Conservatieve therapie

In eerste instantie kan men een afwachtend beleid volgen: relatieve rust, eventuele (tijdelijke) ontlasting van de heup door het gebruik van een kruk of stok aan de contralaterale zijde, pijnmedicatie (inclusief NSAID's) en eventueel een hakverhoging onder de voet aan de aangedane zijde.[28] Door deze maatregelen kan de aandoening, vooral in minder ernstige gevallen, spontaan genezen.

Corticosteroïdeninjecties

Aangezien men meestal ervan uitging dat het ging om een bursitis trochanterica gaf men in het verleden vaak injecties met corticosteroïden al of niet in combinatie met een lokaal anaestheticum. Een dergelijke injectie wordt echter ook vaak in de *omgeving* van de bursa geplaatst. Goede en minder goede resultaten worden ervan vermeld. In het algemeen zijn de resultaten op korte termijn goed te noemen, echter op wat langere termijn recidiveert de aandoening vaak weer. In dit opzicht ziet men overeenkomsten met het injecteren van een tenniselleboog[21] (tendinose van onderarmextensoren) en het impingementsyndroom van de schouder (als gevolg van tendinose van de rotatorcuffpezen). Men moet zich realiseren dat frequent injecteren altijd het omringende weefsel zal verzwakken. Corticosteroïdeninjecties leggen weliswaar de *soms* aanwezige (pijnlijke) ontstekingsprocessen stil, maar zullen op termijn het peesweefsel verzwakken. Het risico van rupturen neemt daardoor verder toe. Frequent injecteren is dus niet verstandig. Een enkele injectie is veel minder schadelijk en kan in bepaalde gevallen een spectaculair resultaat opleveren.

Excentrisch uitgevoerde spierversterking

Diverse onderzoekers hebben goede resultaten gemeld van excentrische spierversterking ter behandeling van peesdegeneratie. Het best onderzocht zijn in dit opzicht achillespeesaandoeningen[22], de tenniselleboog[23] en chronische patellaire tendopathie zoals de jumper's knee[24]. De redactie van *Orthopedische casuïstiek* heeft verder ook goede ervaringen opgedaan met excentrische spierversterking ter behandeling van rotatorcuffdegeneratie van de schouder (*zie bijlage VIIa/b achter in dit boek*). Met de toepassing van deze behandelvorm bij 'cuffdegeneratie' van de heup is echter nog maar weinig ervaring opgedaan.

Het is tamelijk lastig om een goede functionele excentrische oefening voor de heupabductoren te geven zonder dat daarbij frictie optreedt ten gevolge van schuifbewegingen van de tractus iliotibialis. We noemen enkele mogelijkheden.

De patiënt zet een opstapbankje vóór de voeten. Dan stapt hij (of zij) met het niet-aangedane been erop (en vervolgens ook met het aangedane been) en stapt daarna (vrij langzaam) met het *niet-aangedane* been er achterwaarts weer af: dit *afstappen* is het oefenmoment. Verzwaring van de oefening is mogelijk door het vasthouden van halters of het dragen van een rugzak. Daarnaast kan ook de afstap worden verhoogd. Alleen lichte pijn tijdens het oefenen wordt geaccepteerd. Bij patiënten met veel klachten moet men dan ook beginnen met een laag opstapbankje.

Stepsoefeningen

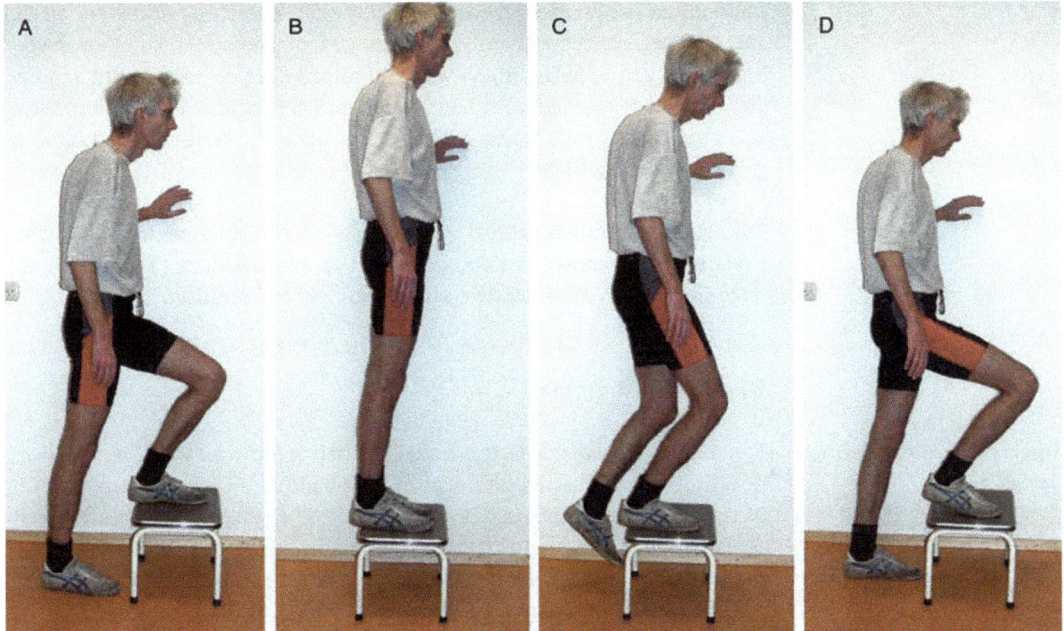

Figuur 5a-3
Voorbeeldoefening van excentrische spierversterking van de heupabductoren van het rechterbeen waarbij een (vrij hoog) opstapbankje wordt gebruikt.
A De patiënt stapt op, beginnend met het niet-aangedane linkerbeen.
B De situatie vlak vóór de excentrische contractie.
C De patiënt stapt af, beginnend met het niet-aangedane linkerbeen. Hierbij wordt een excentrische contractie uitgevoerd door de heupabductoren van het aangedane rechterbeen.
D De situatie vlak na de excentrische contractie. Hierna stapt de patiënt ook met het aangedane been van het bankje af.

Minder functioneel maar goed te lokaliseren is apparatieve training waarbij de patiënt in zit tegen weerstand de benen moet spreiden en langzaam weer sluiten. Tijdens de spreidbeweging kan de patiënt met de handen meehelpen om de knieën uit elkaar te duwen. Tijdens het langzaam sluiten van de benen helpt de patiënt *niet* mee met de handen (dit is het

Apparatieve training

excentrische contractiemoment van de heupabductoren). Een groot nadeel van deze oefening is het feit dat men ze vrijwel nooit als huiswerkoefening kan meegeven.

De ideale dosering voor bovenstaand beschreven oefeningen is vier series van 15 herhalingen, twee keer per dag. Details over de hoogte van de weerstand, het aantal herhalingen, het aantal series en frequentie van de training zijn te vinden in het addendum van hoofdstuk 2.

Oefenen in zijligging

Een derde mogelijkheid is 'oefenen in zijligging': de patiënt ligt daarbij op de niet-aangedane zijde. De patiënt buigt het bovenliggende aangedane been, tilt dit op, strekt het been en laat het vervolgens weer rustig zakken. Deze laatste beweging is het oefenmoment: hierbij contraheren de heupabductoren excentrisch. De uitvoering van deze oefening lijkt sterk op een zwembeweging (schoolslag) van het aangedane been. Men kan kiezen voor vier series van 15 herhalingen wanneer alleen deze oefenopdracht aan de patiënt wordt meegegeven. Een andere mogelijkheid is het combineren van twee oefenvormen, waarbij per oefenvorm drie series van 15 herhalingen worden uitgevoerd.

Dit betreft een nog braakliggend terrein voor fysiotherapeuten/kinesitherapeuten waar kansen worden gecreëerd op een werkzame therapie voor deze frequent voorkomende en invaliderende aandoening.

Operatieve therapie

Operatieve verwijdering van de bursa

Fox (2002)[25] meldt goede resultaten van artroscopische verwijdering van de slijmbeurs bij patiënten die geen baat hadden bij corticosteroïdeninjecties. Wiese et al. (2004)[26] beschrijven redelijk goede resultaten van een soortgelijke behandeling. Degelijk gerandomiseerd effectonderzoek ontbreekt echter, zodat men betrekkelijk weinig met zekerheid kan zeggen over de effectiviteit van deze behandelvorm.

Release van de tractus iliotibialis en verwijdering van osteofyten van de trochanter

Brooker (1979)[27] beschrijft een klein aantal patiënten met veronderstelde bursitis trochanterica bij wie hij de tractus iliotibialis opereerde. De operatie bestond uit het maken van een incisie in de vorm van een T of een kruis in de tractus iliotibialis ter plaatse van de trochanter major. Govaert et al. (2003)[28] hadden hiermee minder goede ervaringen dan Brooker, vooral op wat langere termijn (> 6 maanden). Waarschijnlijk heeft dit tegenvallende resultaat te maken met het herstel van de tractus iliotibialis, waarbij al of niet littekenvorming optreedt: zodra de tractus weer intact is, kan immers opnieuw frictie tegen de trochanter major optreden!

Brooker verwijderde overigens ook osteofyten van de trochanter major en tijdens deze operaties werd de bursa trochanterica gedebrideerd.

Operatieve reductieosteotomie van de trochanter major

Govaert et al.[28] beschrijven een nieuwe operatieve techniek die zij toepasten op twaalf heupen met (veronderstelde) bursitis trochanterica. Deze techniek bestaat uit het operatief verkleinen van de trochanter major. Alle

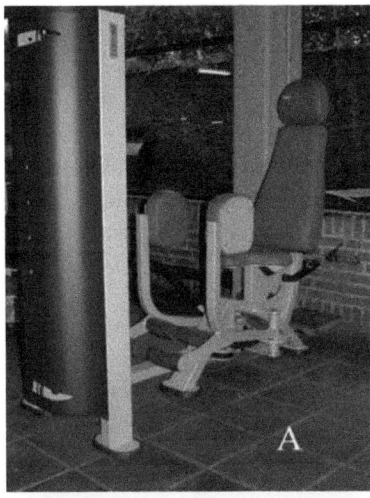
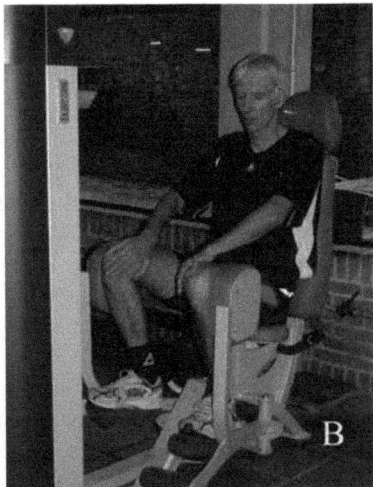
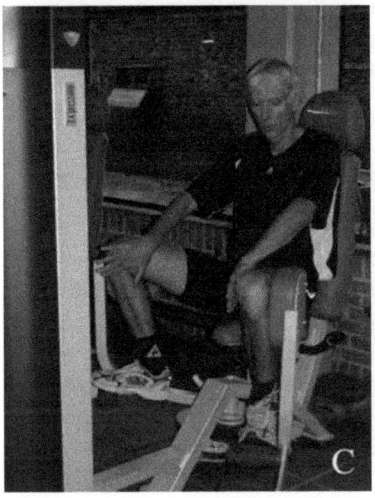
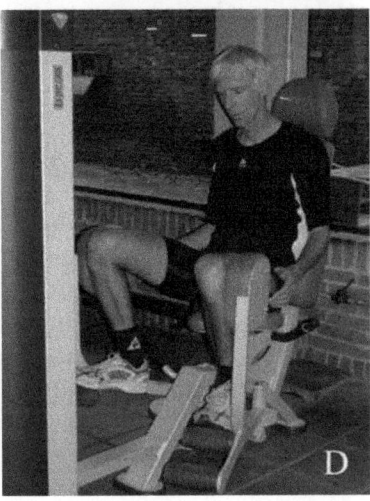

Figuur 5a-4
Excentrische spierversterkende oefening voor de heupabductoren met behulp van apparatieve weerstand.
A Speciaal apparaat voor de versterking van heupabductoren. Het principe: de beide 'kleppen' worden door gewichten en katrollen naar elkaar toe getrokken.
B Beginhouding: de patiënt abduceert de benen tegen apparatieve weerstand. Dit geschiedt door een concentrische contractie van de heupabductoren. De patiënt ondersteunt deze actie met zijn handen.
C De abductiebeweging is volledig uitgevoerd.
D Langzaam brengt de patiënt de knieën weer naar elkaar toe. De handen worden nu niet gebruikt: hierbij vindt een excentrische contractie van de heupabductoren plaats. De zijkleppen duwen met kracht tegen de knieën van de patiënt.

patiënten waren minstens een jaar (gemiddeld vier jaar) conservatief behandeld zonder resultaat. Iedere patiënt had gemiddeld drie injecties gehad met corticosteroïden en een lokaal anaestheticum. Elke injectie gaf steeds slechts een *tijdelijke* verlichting van de pijn. Bij vijf patiënten was ook al eerder een bursectomie toegepast, die ook geen enkel resultaat had opgeleverd.*

De door Govaert et al. beschreven techniek bestaat uit het verwijderen van een 'plak' bot uit de trochanter major, met (onder andere) de bedoeling om

---

* Kennelijk werd in deze gevallen de pijn niet in de bursa gegenereerd maar in ander weefsel, bijvoorbeeld de abductorenpezen.

de trochanter minder ver naar lateraal te laten uitsteken. De dikte van de botplak is 5 tot 10 mm.

Govaert et al. noemen drie redenen waarom het medialiseren van de trochanter effectief kan zijn.

1 De frictie tussen de tractus iliotibialis en de trochanter major zal verminderen wanneer de trochanter minder ver naar lateraal uitsteekt.
2 De vastgeschroefde 'top' van de trochanter bevindt zich na de operatie verder naar distaal, waardoor de eraan insererende heupabductoren enigszins worden verlengd. Dit heeft een gunstig effect op de contractiekracht van de heupabductoren.
3 De postoperatieve hyperemie stimuleert het 'oplossen' van de tendinitis.

Bij follow-up (deze varieerde van een halfjaar tot bijna zeven jaar) was ruim de helft van de patiënten klachtenvrij en bij de anderen was de situatie verbeterd. Er vonden geen recidieven meer plaats op langere termijn. Deze goede resultaten van trochanterverkleining wijzen erop dat personen met brede heupen (vooral vrouwen) en een prominerende trochanter een verhoogde kans hebben op het krijgen van de aandoening, een gegeven dat in de praktijk vaak wordt gezien.

Samenvatting

Laterale heuppijn die optreedt tijdens lopen, waarbij sprake is van een symptoom van Trendelenburg* of Duchenne** en waarbij drukpijn bestaat op de trochanter major, wordt dikwijls veroorzaakt door tendinose van heupabductoren. Bovendien is vaak sprake van partiële rupturen en bestaat er soms calcificatie in de gedegenereerde pezen. Door onbekendheid met deze aandoening wordt deze vaak onjuist gediagnosticeerd, meestal als bursitis trochanterica. Een dergelijke bursitis – als deze tenminste bestaat – moet worden beschouwd als een reactie op de pathologie van de heupabductoren.

Een goed klinisch onderzoek van de lumbale wervelkolom en het heupgewricht is van groot belang voor het stellen van de juiste diagnose, aangezien laterale heuppijn ook veroorzaakt kan worden door pathologie van de lumbale wervelkolom en het heupgewricht. Een MRI-opname kan de aandoening wel in beeld brengen, maar men moet hierbij bedenken dat een op MRI-opnamen zichtbare tendinose ook geheel symptoomloos kan voorkomen.

Positief symptoom van Trendelenburg: door zwakte of pijn van de heupabductoren ontstaat een waggelend looppatroon waarbij het bekken doorzakt aan de zijde die niet meer wordt ondersteund.

**Positief symptoom van Duchenne: door zwakte of pijn van de heupabductoren ontstaat een looppatroon waarbij het lichaam steeds overhelt naar het aangedane standbeen.*

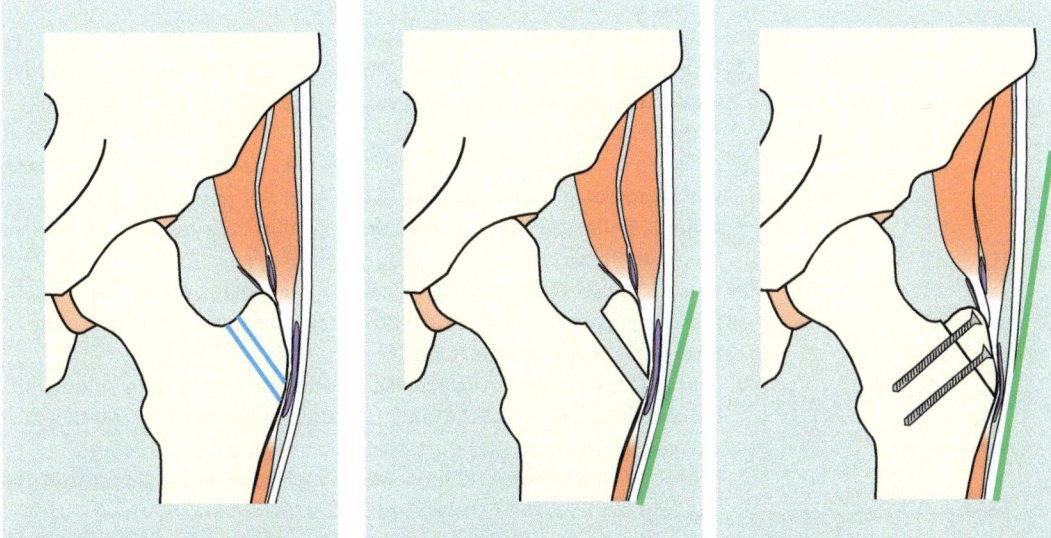

Figuur 5a-5
Een reductie-osteotomie van de trochanter major bestaat uit de verwijdering van een 'plak' bot (tussen de blauwe lijnen) uit de trochanter major met de bedoeling om deze minder ver naar lateraal te laten uitsteken. De groene lijnen laten zien dat de tractus iliotibialis na de osteotomie een rechter verloop heeft langs de trochanter.

Conservatief-therapeutische mogelijkheden bestaan uit: medicatie, het gebruik van een stok, één of slechts enkele corticosteroïdeninjecties in het getroffen gebied en eventueel een hakverhoging onder het aangedane been. Mogelijk kunnen excentrisch uitgevoerde spierversterkende oefeningen leiden tot een verbetering van de kwaliteit van de aangedane pezen. Meer onderzoek hiernaar wordt aanbevolen.

Als conservatief beleid faalt en de aandoening invaliderend van karakter blijft, is in bepaalde gevallen operatieve behandeling een optie. Bij een reductie-osteotomie van de trochanter major wordt tenminste de oorzaak van de aandoening voor een deel geëlimineerd: de frictie van de tractus iliotibialis over het prominerende deel van de trochanter major.

Literatuur

1 Bird PA, Oakley SP, Shnier R, Kirkham BW. Prospective evaluation of magnetic resonance imaging and physical examination findings in patients with greater trochanteric pain syndrome. Arthritis Rheum 2001 Sep;44(9):2138-45.
2 Kingzett-Taylor A, Tirman PF, Feller J, McGann W, Prieto V, Wischer T, Cameron JA, Cvitanic O, Genant HK. Tendinosis and tears of gluteus medius and minimus muscles as a cause of hip pain: MR imaging findings. AJR Am J Roentgenol 1999 Oct;173(4):1123-6.
3 Clancy WG. Runners' injuries. Part two. Evaluation and treatment of specific injuries. Am J Sports Med 1980 Jul-Aug;8(4):287-9.

4 Bewyer DC, Bewyer KJ. Rationale for treatment of hip abductor pain syndrome. Iowa Orthop J 2003;23:57-60.
5 Birnbaum K, Siebert CH, Pandorf T, Schopphoff E, Prescher A, Niethard FU. Anatomical and biomechanical investigations of the iliotibial tract. Surg Radiol Anat 2004 Dec;26(6):433-46.
6 Nazarian S, Tisserand P, Brunet C, Muller ME. Anatomic basis of the transgluteal approach to the hip. Surg Radiol Anat 1987;9(1):27-35.
7 Dunn T, Heller CA, McCarthy SW, Dos Remedios C. Anatomical study of the 'trochanteric bursa'. Clin Anat 2003 May;16(3):233-40.
8 Ozcakar L, Erol O, Kaymak B, Aydemir N. An underdiagnosed hip pathology: apropos of two cases with gluteus medius tendon tears. Clin Rheumatol 2004 Oct;23(5):464-6.
9 LaBan MM, Weir SK, Taylor RS. 'Bald trochanter' spontaneous rupture of the conjoined tendons of the gluteus medius and minimus presenting as a trochanteric bursitis. Am J Phys Med Rehab 2004 Oct;83(10):806-9.
10 Lonner JH, Van Kleunen JP. Spontaneous rupture of the gluteus medius and minimus tendons. Am J Orthop 2002 Oct;31(10):579-81.
11 Zoltan DJ, Clancy WG Jr, Keene JS. A new operative approach to snapping hip and refractory trochanteric bursitis in athletes. Am J Sports Med 1986 May-Jun;14(3):201-4.
12 Shbeeb MI, Matteson EL. Trochanteric bursitis (greater trochanter pain syndrome). Mayo Clin Proc 1996 Jun;71(6):565-9.
13 Shapira D, Nahir M, Scharf Y. Trochanteric bursitis: a common clinical problem. Arch Phys Med Rehab 1986;67:815-7.
14 Leonard MH. Trochanteric syndrome. JAMA 1958;168:175-7.
15 Spear IM, Lipscomb PR. Noninfectious trochanteric bursitis and peritendinitis. Surg Clin North Am 1952;32:1217-24.
16 Kannus P, Jozsa L. Histopathological changes preceding spontaneous rupture of a tendon. A controlled study of 891 patients. J Bone Joint Surg Am 1991 Dec;73(10):1507-25.
17 Chung CB, Robertson JE, Cho GJ, Vaughan LM, Copp SN, Resnick D. Gluteus medius tendon tears and avulsive injuries in elderly women: imaging findings in six patients. AJR Am J Roentgenol 1999 Aug;173(2):351-3.
18 Cvitanic O, Henzie G, Skezas N, Lyons J, Minter J. MRI diagnosis of tears of the hip abductor tendons (gluteus medius and gluteus minimus). AJR Am J Roentgenol 2004 Jan;182(1):137-43.
19 Bunker TD, Esler CN, Leach WJ. Rotator-cuff tear of the hip. J Bone Joint Surg Br 1997 Jul;79(4):618-20.
20 Walsh G, Archibald CG. MRI in greater trochanter pain syndrome. Australas Radiol 2003 Mar;47(1):85-7.
21 Solveborn SA, Buch F, Mallmin H, Adalberth G. Cortisone injection with anesthetic additives for radial epicondylalgia (tennis elbow). Clin Orthop 1995;(316):99-105.
22 Alfredson H, Pietilä T, Jonsson P, Lorentzon R. Heavy-load eccentric calf muscle training for the treatment of chronic Achilles tendinosis. The American J of Sports Med 1998;26(3):360-6.
23 Svernlöv B. Adolfsson L. Non-operative treatment regime including eccen-

tric training for lateral humeral epicondylalgia. Scand J Med Sci Sports 2001; 11:328-34.
24 Purdam CR, Jonsson P, Alfredson H, Lorentzon R, Cook JL, Khan KM. A pilot study of the eccentric decline squat in the management of painful chronic patellar tendinopathy. Br J Sports Med 2004 Aug;38(4):395-7.
25 Fox JL. The role of arthroscopic bursectomy in the treatment of trochanteric bursitis. Arthroscopy 2002 Sept;18(7):E34.
26 Wiese M, Rubenthaler F, Willburger RE, Fennes S, Haaker R. Early results of endoscopic trochanter bursectomy. Int Orthop 2004 Aug;28(4):218-21.
27 Brooker AF Jr. The surgical approach to refractory trochanteric bursitis. Johns Hopkins Med J 1979 Sep;145(3):98-100.
28 Govaert LH, van der Vis HM, Marti RK, Albers GH. Trochanteric reduction osteotomy as a treatment for refractory trochanteric bursitis. J Bone Joint Surg Br 2003 Mar;85(2):199-203.

6 Een 44-jarige vrouw met persisterende knieklachten tijdens hardlopen

Paul van der Tas

Een 44-jarige thuiszorgmedewerkster had de gewoonte tweemaal per week te gaan hardlopen: zij liep dan meestal 20 à 25 minuten. Verder speelde zij volleybal en fietste regelmatig.

Geleidelijk kreeg mevrouw pijn aan de linkerknie. In het begin had zij alleen last tijdens het hardlopen en bij het volleyballen. In de loop van twee jaar verergerde de pijn dusdanig dat zij het sporten moest opgeven. Toen zij ook in rust pijn kreeg, raadpleegde zij haar huisarts. Diverse fysiotherapeutische behandelingen volgden, bestaande uit massage, TENS, Curapuls en oefentherapie, maar deze hadden geen duidelijk effect op haar klachten. Er werden röntgenfoto's gemaakt die echter geen afwijkingen aantoonden; er was ook geen sprake van artrose.

Toen patiënte hoorde dat er in haar omgeving een fysiotherapeut gevestigd was die echografisch onderzoek kon uitvoeren, meldde zij zich aan voor behandeling. Patiënte hoopte dat door middel van echografie een duidelijker beeld van haar klachten naar voren zou komen, zodat een betere behandeling kon worden ingesteld.

Status praesens

Patiënte heeft enigszins diffuse pijn infrapatellair aan de linkerknie. De pijn wordt constant gevoeld en is zeurend van karakter. Zij kan niet op de voorzijde van haar knieën liggen, kan niet kruipen, heeft moeite met hurken en kan ook niet sporten vanwege de pijn.

Algemene palpatie

De linkerknie voelt niet warmer aan dan de rechterknie.

Inspectie

Patiënte heeft een lichte exorotatiestand van het rechterbeen.
Er is een lichte verdikking zichtbaar rondom het proximale deel van de linker patellapees en er is sprake van een patella alta links (zogenaamde

'kameelrugpatella', waarbij men vanaf lateraal twee convexiteiten ziet: eerst de patella en dan de tuberositas tibiae, in plaats van één convexiteit).

Functieonderzoek

– Heupen en enkels: geen bijzonderheden.
– Er is géén sprake van een hydrops.
– De meniscustests zijn negatief.
– Alle bandtests zijn *niet* pijnlijk en tonen een goede stabiliteit, ook rotatoir.
– Maximale flexie, in het bijzonder tijdens het hurken, provoceert pijn.
– De 'decline squat'-test is duidelijk positief (*zie figuur 6-1*).

Specifieke palpatie

Druk op de apex patellae provoceert pijn aan de linkerknie. Bij de rechterknie is dat veel minder het geval.

Bij nauwkeurige palpatie wordt een spoelvormige zwelling gevonden in de kniepees.

Interpretatie

Waarschijnlijk is hier sprake van een degeneratief proces in de kniepees: hierop wijzen het ontbreken van een trauma in de voorgeschiedenis, de lokalisatie van de pijn, de spoelvormige zwelling en de drukpijn op de apex patellae. De diagnose is dus waarschijnlijk tendinose van de patellapees, ook wel 'jumper's knee' genoemd. Deze aandoening komt frequent voor bij volleyballers.

> Palpatie van de apex patellae en de kniepees geeft een redelijk betrouwbaar beeld van het al of niet aanwezig zijn van een jumper's knee; dit geldt alleen als er bij palpatie sprake is van *forse* drukpijn. Ook de niet-pijnlijke zijde dient hierbij altijd te worden beoordeeld. Lichte drukpijn komt zeer frequent voor bij klachtenvrije sporters.[1]

Een degeneratief proces in een pees kan goed in beeld worden gebracht door middel van echografie of een MRI-opname. Echografisch onderzoek is echter veel goedkoper dan MRI. In de eigen praktijk bestaat de mogelijkheid een echogram te maken.

Aanvullend onderzoek

Het echografisch onderzoek toont een matig verdikte peesstructuur van de linker kniepees iets distaal van de insertie aan de patella. Dit is zichtbaar als een echoarm gebied (donkere verkleuring) ter plaatse van de degene-

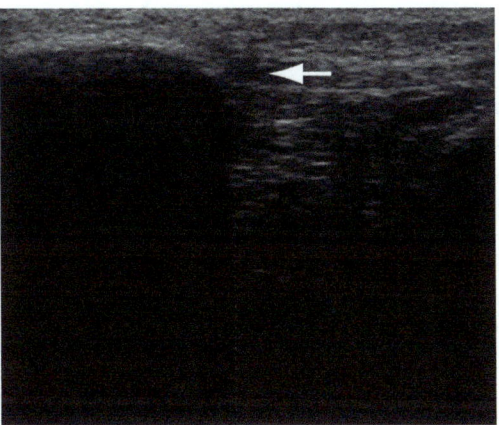
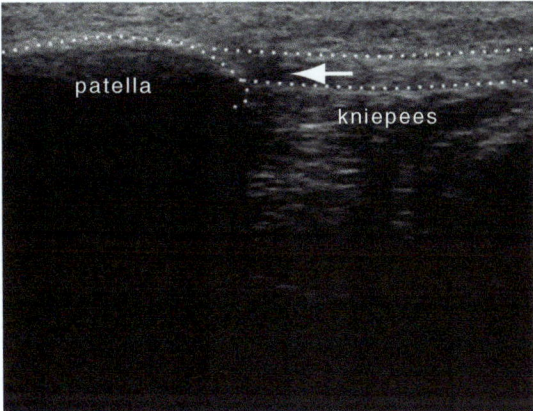

Figuur 6-2
Echografisch onderzoek toont een matig verdikte peesstructuur van de linker kniepees iets distaal van de insertie aan de patella. De pijl laat ter plaatse van de degeneratie een donkere verkleuring zien (echoarme structuur).

ratie. De verdikking wijst op toename van de hoeveelheid grondsubstantie binnen de pees waardoor crosslinks* tussen de collageenvezels worden verbroken.

De overige weefselstructuren zoals kraakbeen, gewrichtsbanden, bursae, vetlichaam van Hoffa en menisci vertonen een normale structuur. Er wordt geen hydrops waargenomen. Deze bevindingen bevestigen het vermoeden van peesdegeneratie ofwel tendinose.

> **Diagnose**
>
> Tendinose van de kniepees (jumper's knee)

Therapie

Degeneratie van een kniepees is meestal te verhelpen door goed gedoseerde excentrisch toegepaste krachttraining van de m. quadriceps. Hiermee worden kwaliteit en trekkracht van de kniepees verbeterd. Dergelijke krachttraining moet worden beschouwd als een training van het gehele spier-peescomplex.

Afgezien van enkele fysiotechnische applicaties en dwarse fricties om de

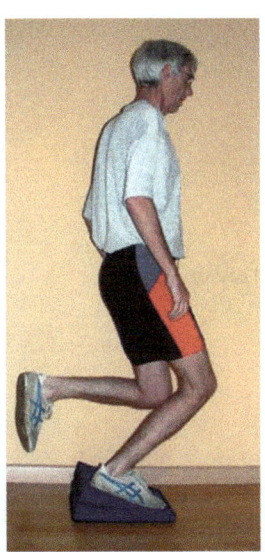

Figuur 6-1
De 'decline squat'-test: een kniebuiging op één been die wordt uitgevoerd op een helling van 25 graden. Door de mate van pijn vast te stellen met gebruik van de VAS-schaal en de hoek in de knie te bepalen waarbij de pijn optreedt, kan men deze test gebruiken als meetinstrument.

---

* 'Cross-linking' wil zeggen totstandkoming van chemische verbindingen tussen ketens van collageenmoleculen ter versteviging van het bindweefsel.

pijn te verzachten en de lokale trofiek te verbeteren vormt het trainingsprogramma van de m. quadriceps het hoofdbestanddeel van de therapie.

De meest functionele manier van krachttraining voor de m. quadriceps is de kniebuiging (squat) en het 'afstappen' van een verhoging. Zie bijlage VI achter in het boek voor een aantal concrete mogelijkheden om de m. quadriceps excentrisch te trainen.

Een aantal onderzoekers heeft inmiddels goede resultaten laten zien van de zogenaamde 'decline squat'[2,3]: hierbij staat de patiënt op een schuin plankje *(figuur 6-1)*.

Patiënte gaat enthousiast hiermee aan de slag en oefent thuis dagelijks drie keer waarbij per oefensessie gemiddeld 4 × 15 excentrische contracties van de m. quadriceps worden gevraagd.
 De oefening wordt zodanig gedoseerd dat lichte pijn wordt opgeroepen tijdens de kniebuiging. Dosering vindt in eerste instantie plaats door de diepte van de kniebuiging te variëren. Zodra patiënte de oefening zelfstandig correct kan uitvoeren wordt zij alleen nog laagfrequent (eenmaal per 2 à 3 weken) voor enkele controleafspraken op de praktijk gezien om het oefenprogramma te evalueren en eventueel bij te stellen.
 Herstel van 'tendinotisch' peesweefsel is een zaak van lange duur en in totaal moet men rekenen op een revalidatieperiode van zeker drie maanden. Verbetering van de situatie is meestal na een maand al merkbaar. Dit oefenprogramma is met patiënte besproken en akkoord bevonden.

Follow-up

De eerste weken na het begin van de training wisselt de mate van pijn die patiënte in het dagelijks leven ervaart, maar daarna treedt toch geleidelijk verbetering op in de situatie.
 Het is belangrijk dat behandelaars patiënten erop wijzen dat gedurende de eerste weken wat meer pijn kan ontstaan. Ondanks een trage start is het zinvol de oefeningen voort te zetten. Soms worden de klachten pas de tweede maand duidelijk minder, doordat een pees immers tijd nodig heeft om zich aan te passen aan veranderende omstandigheden.

Naarmate de tijd vordert worden de oefeningen verzwaard door patiënte een gewicht te laten dragen tijdens de kniebuigingen. Verder probeert zij een steeds diepere kniebuiging te maken.

Na anderhalve maand zijn de klachten al duidelijk verminderd en toont het echobeeld al enige verbetering ten opzichte van de situatie vóórdat patiënte begon met haar oefentherapie.
 Na tweeënhalve maand zijn de klachten die werden ervaren in het dagelijks leven geheel verdwenen. Een nieuw echogram toont duidelijke verbetering in de kwaliteit van de kniepees ten opzichte van de situatie vóór het begin van de training.

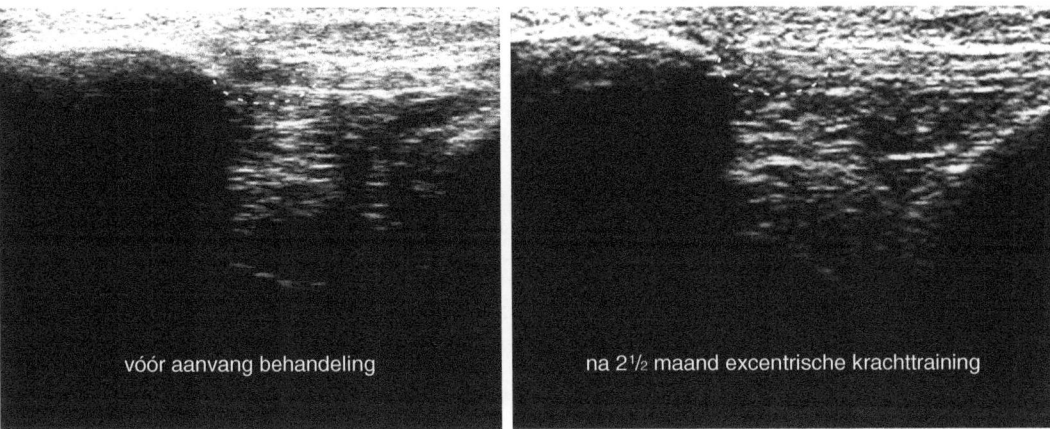

Figuur 6-3
Echogram na 2½ maanden training: de kniepees is minder verdikt ter hoogte van de apex patellae dan bij aanvang van therapie en de insertie aan de patella is bijna volledig echorijk.

Wel heeft patiënte nog moeite met springen. Daarom wordt een begin gemaakt met functionele sportspecifieke training. Hiertoe behoren coördinatief goed uitgevoerde springoefeningen, evenwichtstraining op één been en fietsen. Verder begint zij met een loopprogramma (joggen). Zolang patiënte de functionele training goed gecoördineerd kan uitvoeren, bestaat hiertegen geen bezwaar, ook al is het enigszins pijnlijk. Zodra patiënte echter de techniek van het lopen, springen, enzovoort wegens pijn moet aanpassen, moet zij de training lichter doseren.

Vier maanden na het begin van de therapie is patiënte weer in staat twee keer per week 20 minuten zonder pijn hard te lopen. Ook hervat zij haar volleybaltraining. Nog weer een maand later is zij in staat wedstrijden te spelen zonder enige beperking.

Bespreking

Bij chronische tendopathie (tendinose) is echografie een goed diagnosticum c.q. aanvullend beeldvormend onderzoeksmedium om kwaliteit en mate van herstel van peesweefsel te beoordelen.
Excentrische oefentherapie blijkt in de praktijk een goede behandelvorm, die echter als nadeel heeft dat het resultaat voor een groot deel afhangt van de motivatie van de patiënt om gedurende een lange periode (maanden) de oefeningen te blijven uitvoeren. Ook hierbij kan echografie goede dienst bewijzen: wanneer het subjectieve beeld van de patiënt achterblijft bij het objectieve beeld tijdens het echografisch onderzoek kan het zichtbaar verbeterde echogram de patiënt motiveren om de oefentherapie toch voort te zetten.

> Hoewel soms een pathologisch echobeeld van de kniepees wordt gevonden bij pijnvrije personen blijkt uit prospectief onderzoek dat deze personen een ruim vier keer grotere kans lopen om in de toekomst een jumper's knee op te lopen.[4] Kennelijk geeft echografisch onderzoek een accuraat beeld van de kwetsbaarheid van de onderzochte pees. Ander onderzoek geeft een mogelijke verklaring voor het feit dat sommige personen met een pathologisch echobeeld van een pees géén pijn hebben. Dergelijke asymptomatische pezen zijn weliswaar enigszins gezwollen doordat de hoeveelheid grondsubstantie erin verhoogd is, maar de mate van neovascularisatie binnen de pees is relatief klein. Het vermoeden bestaat dat er pas pijn optreedt zodra de dichtheid van de neovascularisatie in de pees een bepaalde drempelwaarde overschrijdt: vrije zenuwuiteinden die met de bloedvaatjes meegroeien zijn daarbij vermoedelijk verantwoordelijk voor het ontstaan van pijn.

Literatuur

1. Cook JL, Khan KM, Kiss ZS, Purdam CR, Griffiths L. Reproducibility and clinical utility of tendon palpation to detect patellar tendinopathy in young basketball players. Victorian Institute of Sport tendon study group. Br J Sports Med 2001 Feb;35(1):65-9.
2. Purdam CR, Jonsson P, Alfredson H, Lorentzon R, Cook JL, Khan KM. A pilot study of the eccentric decline squat in the management of painful chronic patellar tendinopathy. Br J Sports Med 2004 Aug;38(4):395-7.
3. Young MA, Cook JL, Purdam CR, Kiss ZS, Alfredson H. Eccentric decline squat protocol offers superior results at 12 months compared with traditional eccentric protocol for patellar tendinopathy in volleyball players. Br J Sports Med 2005 Feb;39(2):102-5. Erratum in: Br J Sports Med 2005. Apr; 39(4):246.
4. Cook JL, Khan KM, Kiss ZS, Purdam CR, Griffiths L. Prospective imaging study of asymptomatic patellar tendinopathy in elite junior basketball players. J Ultrasound Med 2000 Jul;19(7):473-9.

Bijlage I
Chronische achillespeesblessure

Excentrische spierversterking van de kuitspieren

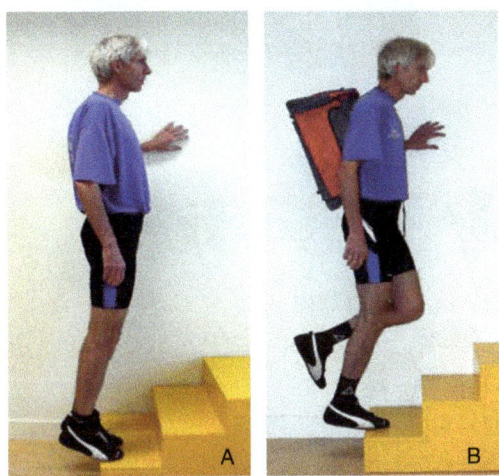

In dit voorbeeld is sprake van achillespeestendinose aan de rechterzijde.

Uitgangshouding
Men staat met de voorvoeten op een verhoging, bijvoorbeeld een traptrede (A).

Door met de hand tegen de muur te leunen is het gemakkelijker om het evenwicht te bewaren.

Men kan de oefening verzwaren door een gewicht in de hand te houden, of door een rugzak om te hangen. De persoon op de illustratie maakt gebruik van een sporttas (B).

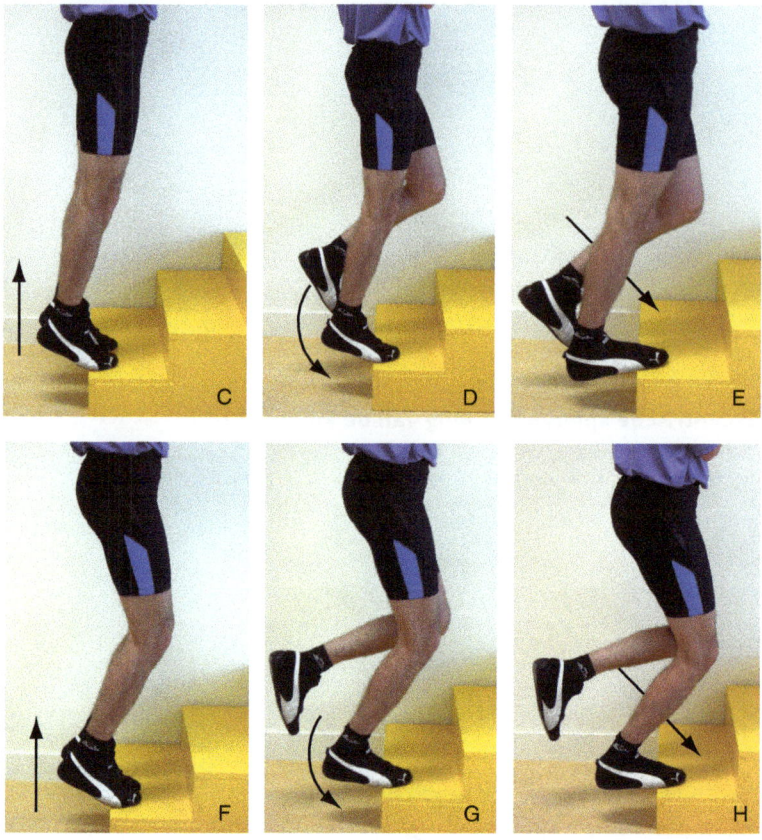

Uitvoering
C. Men gaat op de tenen staan.

D. Het niet-aangedane been wordt opgetild en vervolgens beweegt men de hiel van het aangedane been omlaag.

E. Het niet-aangedane been wordt teruggeplaatst; beide voorvoeten staan vervolgens weer op de traptrede (A).

F, G en H. Dezelfde oefening wordt uitgevoerd met een gebogen been.

Oefenfrequentie
Twee keer per dag:
– benen gestrekt: 3 series van 15 herhalingen;
– benen gebogen: 3 series van 15 herhalingen.
Een tot enkele minuten pauze tussen de series.

Het volledige oefenprogramma duurt drie maanden. Wanneer de oefening gemakkelijk en zonder pijn kan worden uitgevoerd wordt deze verzwaard, bijvoorbeeld door het dragen van een rugzak (B).

Bijlage II
Chronische liesblessure

Spierversterkende oefeningen

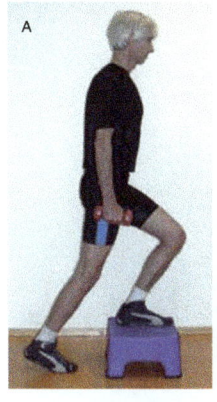
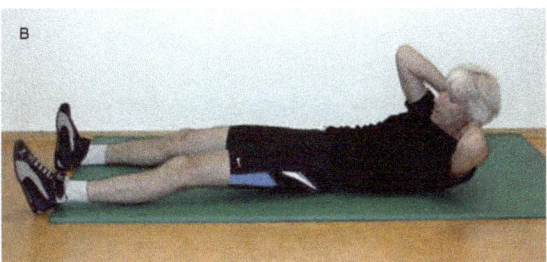
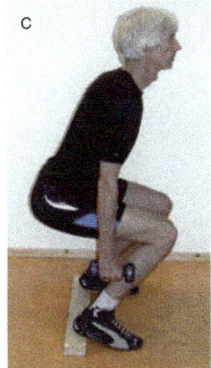
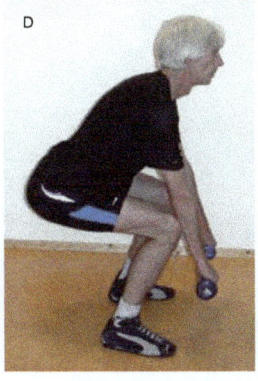
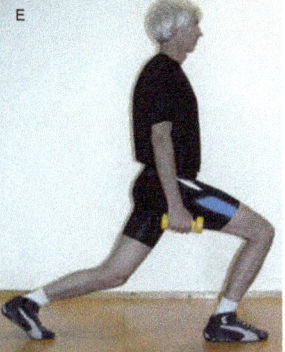

A. *Stepsoefeningen*, waarbij gebruik wordt gemaakt van een steeds hoger opstapbankje.

B. *Buikspiertraining in ligging*: diagonale halve situps: 4× 16×.

C. *Squats* (kniebuigingen verzwaard met gewichten). De hielen kan men hierbij het beste op een verhoging (balkje) zetten om achterovervallen te voorkomen: 2× 15×.

D. *Squats,* waarbij gewichten voorlangs de knieën worden gebracht: 2× 15×. Een verhoging onder de hielen is nu niet nodig.

E. *Lunges* (uitvalspassen), die na verloop van tijd met gewichten worden verzwaard. Ook zijwaarts worden uitvalspassen gemaakt: 2× 30×.

Rekoefeningen van de adductoren voert men voor en na de krachttraining uit: drie keer een halve minuut rekken.

Men oefent een of twee keer per dag. Het oefenprogramma duurt drie maanden.

Bijlage III
Tenniselleboog

Excentrische spierversterking en rekkingsoefeningen

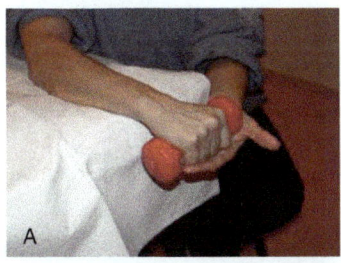

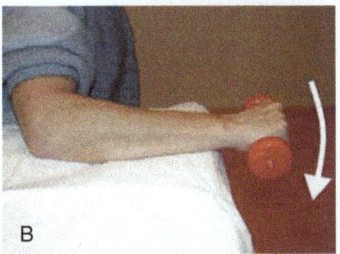

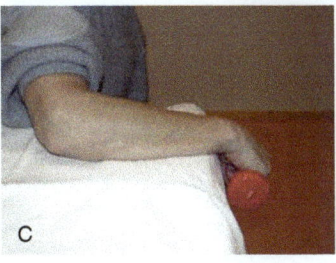

In dit voorbeeld is sprake van een tenniselleboog rechts.

Uitgangshouding
De persoon zit aan een tafel; de onderarm ligt op de tafel, waarbij de hand over de rand van de tafel gehouden wordt.
In deze hand houdt men een halter vast (A).

Uitvoering
A. De hand van de niet-aangedane arm tilt de aangedane hand met de halter omhoog.
B. De aangedane hand die de halter vasthoudt, beweegt op eigen kracht omlaag (circa 2 seconden).
C. Eindstand. Vervolgens wordt de aangedane hand weer omhoog getild (A).

Oefenfrequentie
Vier series van 15 herhalingen, twee keer per dag. Zodra de oefening gemakkelijk en zonder pijn kan worden uitgevoerd gebruikt men een zwaardere halter. Het volledige oefenprogramma duurt drie maanden.

Lichte pijn tijdens het oefenen wordt geaccepteerd.

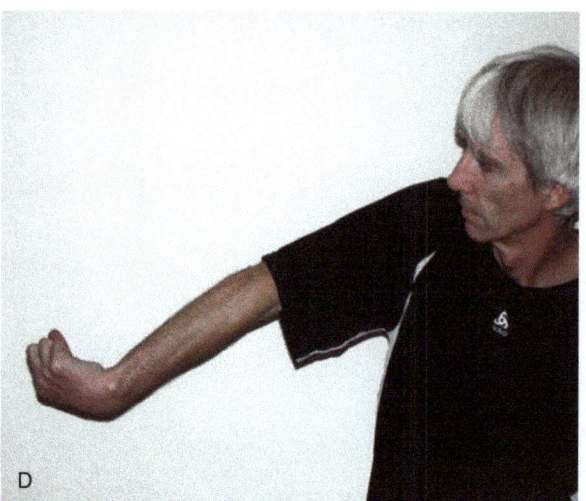
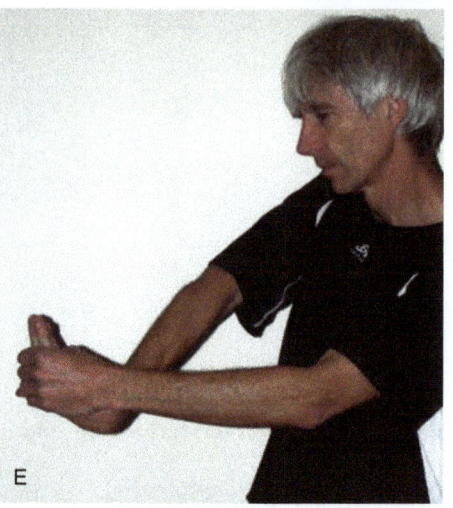

Voor en na het oefenen rekt men de onderarmspieren. Men kan dit actief (D) of passief (E) doen: daarbij de onderarm naar binnen draaien en vervolgens de vingers en hand buigen terwijl de elleboog gestrekt gehouden wordt.

Bijlage IV
Golfersarm

Excentrische spierversterking en rekkingsoefeningen

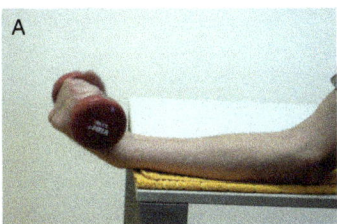

A. Een kleine halter wordt vastgehouden terwijl de onderarm op een tafel rust. De handpalm is naar boven gericht en de pols is gebogen.

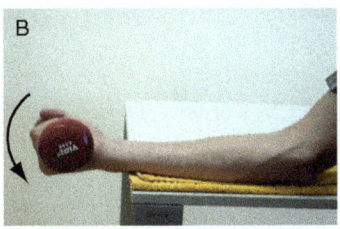

B/C. De hand wordt rustig (in ongeveer 2 seconden) naar beneden gebracht.

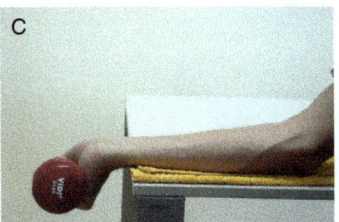

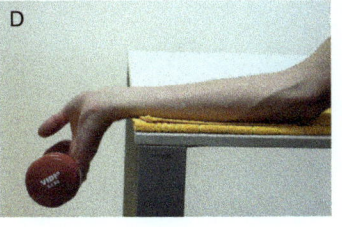

D. De vingers worden min of meer gestrekt totdat de halter aan de vingertoppen hangt.

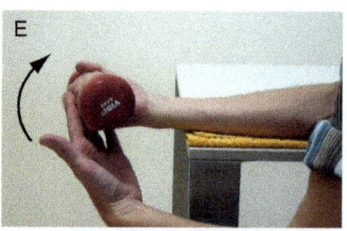

E. Met de niet-aangedane hand wordt de hand met de halter weer omhoog getild.

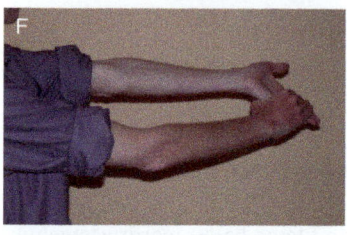

F/G. Rekkingsoefeningen kunnen worden toegepast direct voor en na spierversterking. Het rekken moet steeds minimaal 20 seconden duren. Er wordt drie tot vijf keer gerekt.
F. Beginstand; G. Eindstand.

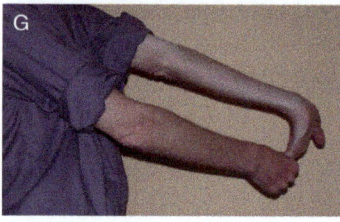

Oefenfrequentie
Twee keer per dag of – zodra zwaar getraind kan worden – 1× per dag. Het totale oefenprogramma duurt drie maanden.

Bijlage V
Tendinose van de heupabductoren

Excentrische spierversterking

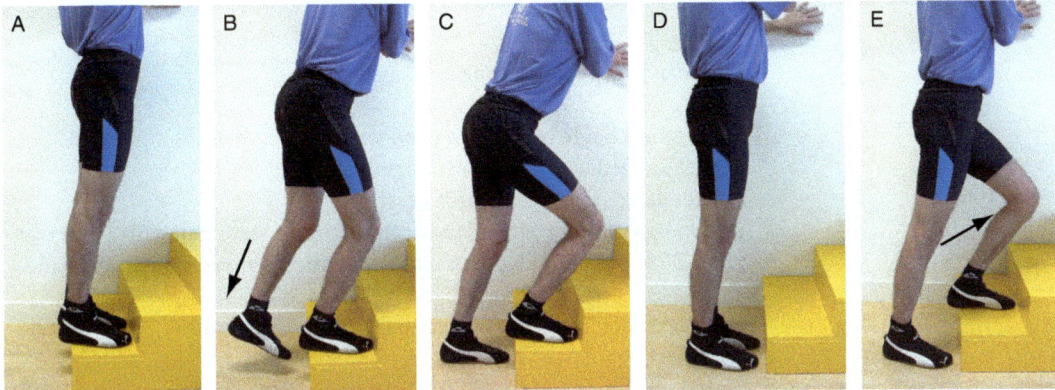

Mogelijkheid 1: achterwaarts afstappen van een verhoging. In dit voorbeeld wordt de rechterheup getraind.

A. Beginhouding: stand op een verhoging (bijvoorbeeld een traptrede).
 B/C. Men stapt af met het niet-aangedane been: dit is het oefenmoment.
 D. Ook het aangedane been stapt af: beide benen staan nu op de grond.
 E. Men stapt weer op, daarbij weer beginnend met het niet-aangedane been.

Men kan de oefening verzwaren door het dragen van een rugzak en/of door gebruik te maken van een hogere afstap.

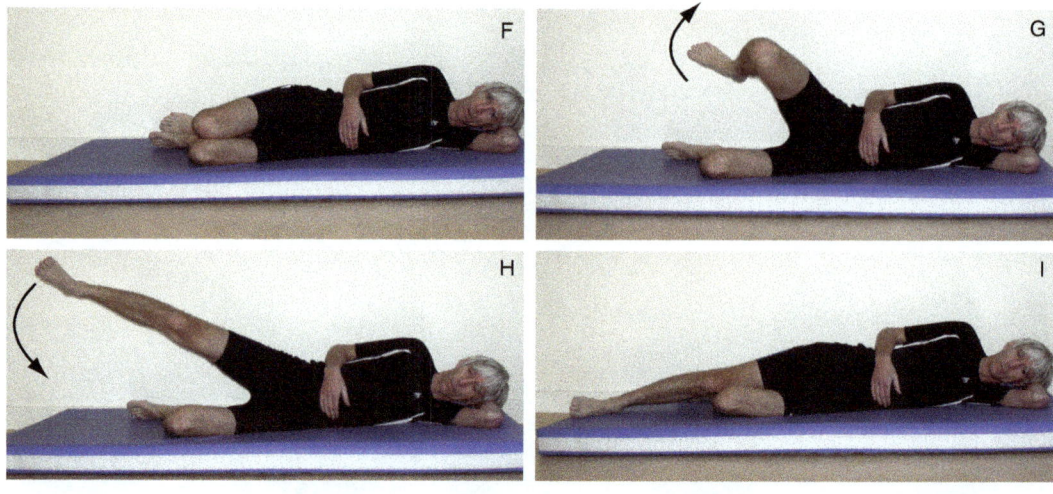

Mogelijkheid 2: zwembeweging in zijligging.

F. Zijligging: beide benen zijn gebogen.
G. Het aangedane been wordt opgetild.
H. Het aangedane been wordt gestrekt.
I. Men beweegt het aangedane been in circa 2 seconden rustig omlaag: tijdens deze beweging worden de heupabductoren excentrisch getraind.

Men kan de oefening verzwaren door een gewicht aan het been vast te maken.

Oefenfrequentie
Gedurende drie maanden:
twee keer daags: 4 series van 15 herhalingen.

Zodra de oefening gemakkelijk en zonder pijn wordt uitgevoerd, kan men de oefening verzwaren.

Bijlage VI
Jumper's knee

Excentrische spierversterking van de m. quadriceps femoris

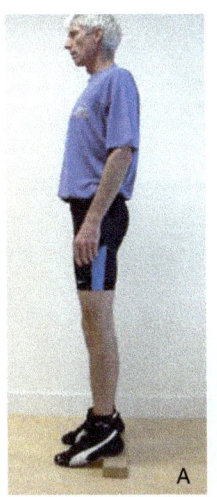 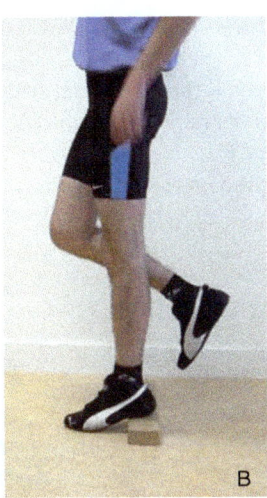 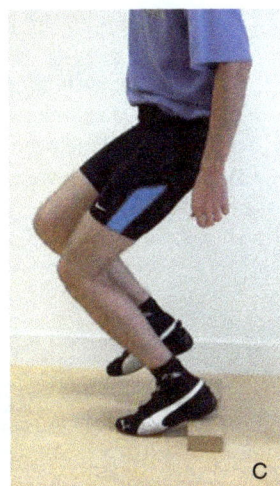 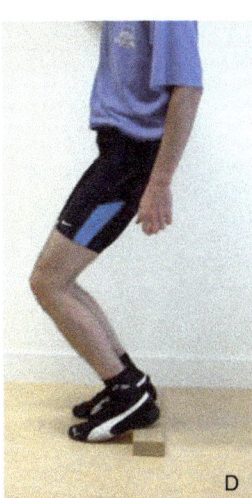

Mogelijkheid 1
A. Beginhouding: stand met de hielen op een blokje of balk.
B. Het niet-aangedane been wordt opgetild.
C. Men buigt het aangedane been.
D. Het niet-aangedane been wordt teruggezet en de benen worden daarna weer gestrekt (A).

Men kan de oefening verzwaren door bijvoorbeeld een rugzak te dragen.

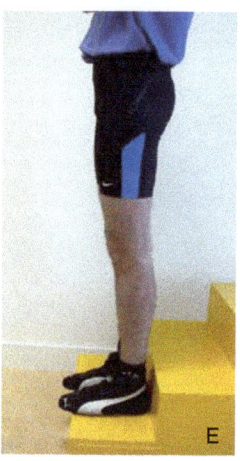 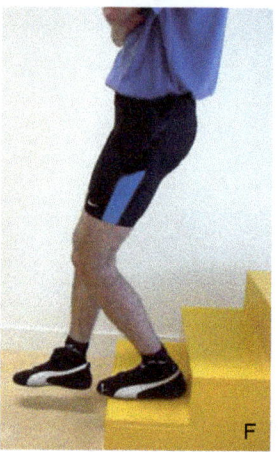 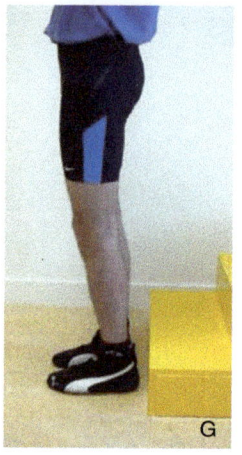 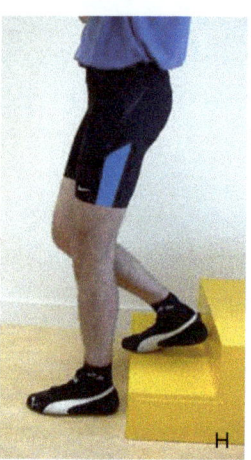

Mogelijkheid 2
Stand op een verhoging (bijvoorbeeld een traptrede) (E).
Vervolgens stapt men voorwaarts van de traptrede af, te beginnen met het niet-aangedane been (F/G).
Daarna stapt men weer omhoog, te beginnen met het niet-aangedane been (H).

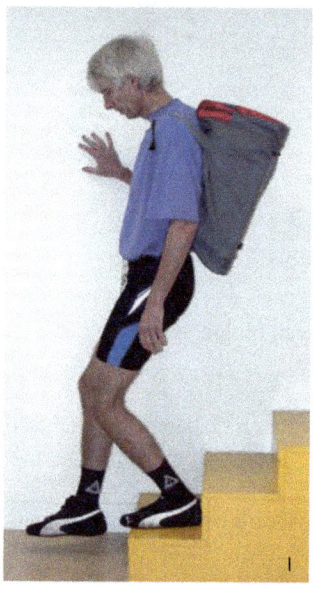 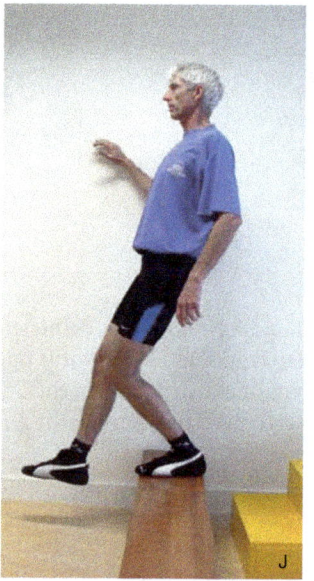

Men kan de oefening verzwaren door een rugzak te dragen (I), of door een hogere afstap te gebruiken (J).

Oefenfrequentie
Twee keer per dag: vier series van 15 herhalingen. Zodra men de m. quadriceps zwaar kan belasten is eenmaal oefenen per dag voldoende.

Bijlage VIIa
Rotatorcufftendinose

Excentrische spierversterking

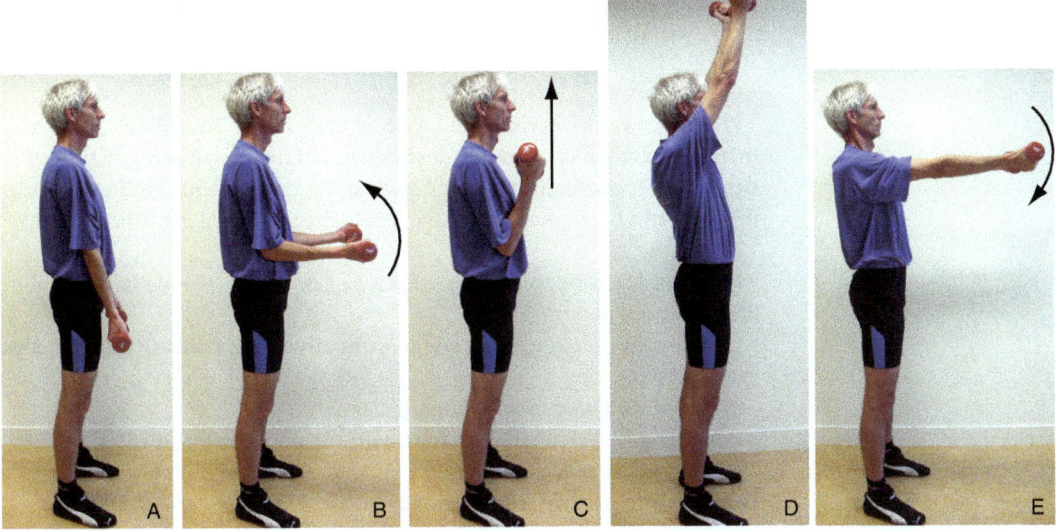

Mogelijkheid 1

Uitgangshouding: stand met de armen gestrekt langs het lichaam. Men houdt twee halters vast (A).
 Uitvoering:
 Buig beide ellebogen (B en C) en til de halters recht omhoog (D).
 Breng beide armen vóór het lichaam gestrekt naar beneden in circa 2 seconden (E). De handpalmen zijn daarbij naar boven gericht.

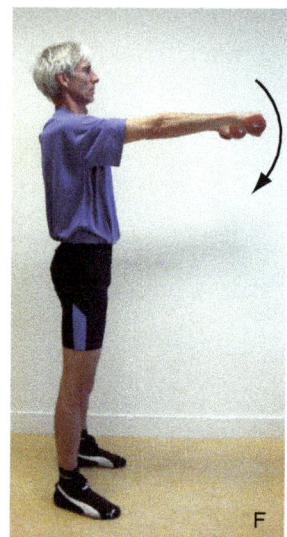
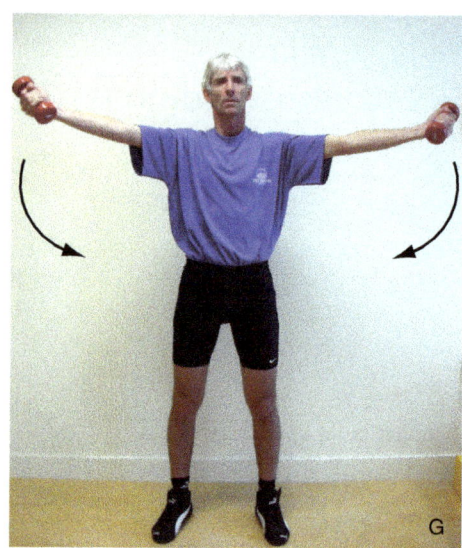

Oefenfrequentie

Vier series van 15 herhalingen, twee keer per dag. Tussen de series kan men één of een paar minuten rust nemen, of met de armen zwaaien en slingeren ter ontspanning. Zodra men de oefening gemakkelijk en zonder pijn kan uitvoeren, kunnen zwaardere halters worden gebruikt.

Variatie 1: tijdens het omlaag bewegen van de armen zijn de handpalmen naar beneden gericht (F).
Variatie 2: de armen worden wat meer in zijwaartse richting naar beneden gebracht (G).
NB Houd de armen nooit volledig zijwaarts.
In het begin voert men die variatie uit die het minst pijnlijk is.

Het oefenprogramma duurt drie maanden.

Bijlage VIIb
Rotatorcufftendinose

Excentrische spierversterking

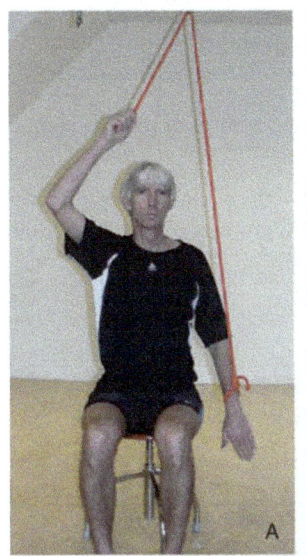
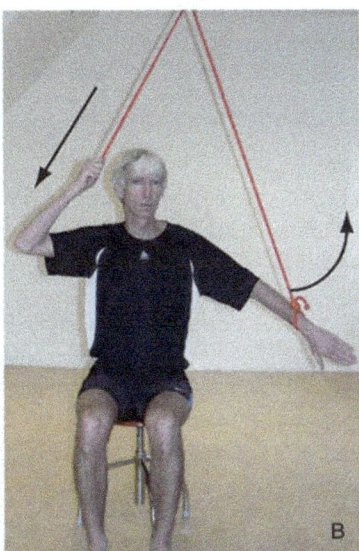
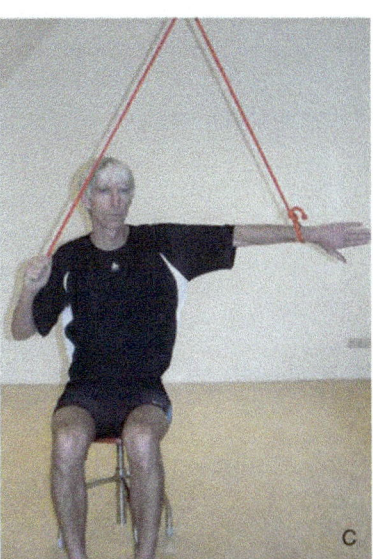
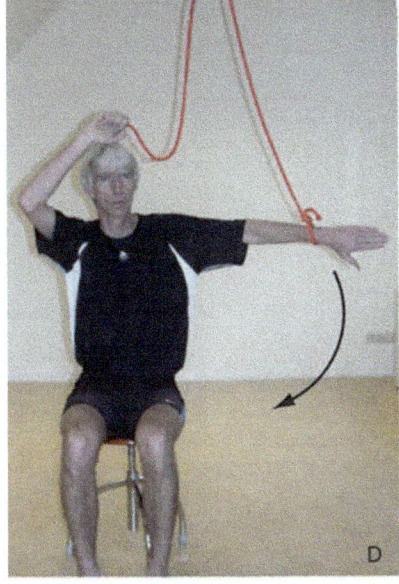
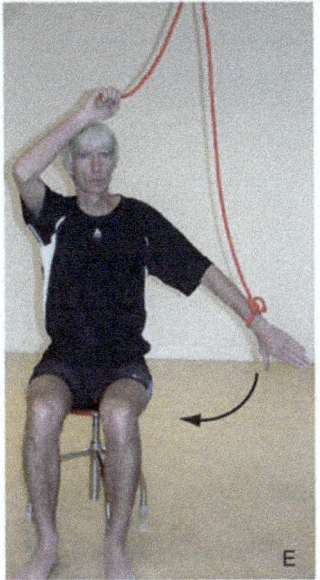
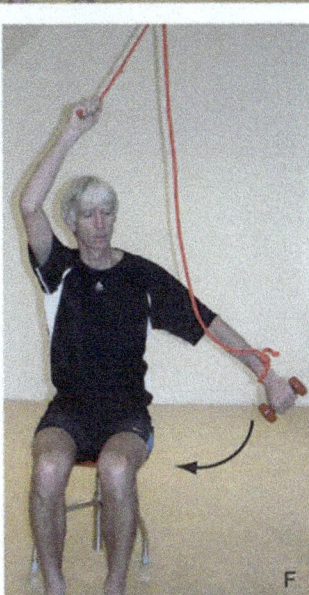

Mogelijkheid 2

In dit voorbeeld is sprake van rotatorcufftendinose van de linkerschouder.

Uitgangshouding
Zit op een stoel. Een touw wordt aan de aangedane linkerpols vastgemaakt. De handpalm is daarbij naar achteren gericht. Via een katrol kan de arm omhoog worden getrokken door de niet-aangedane arm.

Uitvoering
A/B. De niet-aangedane arm trekt de aangedane arm omhoog.
C. De hoogste stand is bereikt; dit kan per patiënt verschillen.
D. Het touw wordt 'slap' gehouden, zodat de aangedane arm op eigen kracht omhoog wordt gehouden.
E. De aangedane arm wordt op eigen kracht rustig omlaag bewogen.
F. De oefening kan worden verzwaard door een halter in de hand te houden.

Oefenfrequentie
Vier series van 15 herhalingen, twee keer per dag. Wanneer men de oefening gemakkelijk en zonder pijn kan uitvoeren, kunnen zwaardere halters worden gebruikt.

Het oefenprogramma duurt drie maanden.

Bron: Jonsson P, Wahlstrom P, Ohberg L, Alfredson H. *Eccentric training in chronic painful impingement syndrome of the shoulder: results of a pilot study. Knee Surg Sports Traumatol Arthrosc 2006 Jan;14(1):76-81.*

Verwijzingen naar eerder verschenen *Orthopedische casuïstiek*

Soms wordt in dit boek verwezen naar reeds eerder gepubliceerde patiëntencasuïstiek. Deze casuïstiek staat in de online vakbibliotheek van Bohn Stafleu van Loghum en is via internet te raadplegen door abonnees van *Orthopedische casuïstiek*.

Nadere informatie hierover is te vinden op de website van:
- de uitgever: www.bsl.oc.nl;
- de redactie van *Orthopedische casuïstiek*: www.orthopedischecasuistiek.nl.

Register

A
aandoeningen	4 e.v.
achillespeesblessure	23 e.v.
–, oefeningen	97
achillespeestendinose	23 e.v.
–, behandeling	19 e.v.
adductorentendinose	34
anastomosering	4
apex patellae	92
apexitis	29
apofyse	76
apparatieve training	84
apparatieve weerstand	85
auto-immuunproces	68
auto-immuunreactie, tendinitis	6
auto-immuunziekten, tendinitis	7

B
bald trochanter	71
behandelingsmogelijkheden	11 e.v.
bewegingsarmoede	9
bloedvaten	3
–, ingroei van	9, 10
braces	56
bursa trochanterica	65, 66, 70, 71
bursectomie	86
bursitis	6
bursitis trochanterica	69, 79

C
calcificatie	77, 80
cel	3
chronische achillespeesblessure, oefeningen	97
chronische liesblessure, oefeningen	99
chronische tendinose	8

–, histologische kenmerken	9
collageentype I	3, 9
collageentype III	3, 10
collageenvezels	3
contracties, (on)getrainde arm	47
corpus alienum	7
corpus liberum	78
corticosteroïden	7, 24
corticosteroïdengebruik, kwaliteit pees	8
corticosteroïdeninjecties	56, 58, 82

D

'decline squat'-test	92-94
discopathie	72
doorbloeding	3
drooggewicht	3, 4
Duchenne, symptoom van	69
duursporters	9, 46

E

echografie	17, 52
echografisch onderzoek	27, 92, 93
echogram	17, 53
endomysium	1, 2
endotenon	2
enthesitis	6
epicondylalgie	29, 55, 56
epicondylitis	29, 56
epicondylus lateralis humeri	51
epimysium	1, 2
epitenon	2
excentrische concentratie	13
excentrische spierversterking	39 e.v.
extracorporeal shockwave therapy	56
extrinsieke genezing	7

F

facetartrose	72
fibroblasten	9
fitnesscentrum, oefenen in	35
fricties	56

G

genetische factoren, kwaliteit pees	8
gewrichtsontsteking	6
glutamaat	9
golfersarm, oefeningen	103
granulatieweefsel	5
grondsubstantie	3, 9

H

halters	48
heupabductoren	66
–, oefeningen	105
histologische kenmerken, chronische tendinose	9

I

iliotibiaal frictiesyndroom	79
immobilisering, kwaliteit pees	4, 8
inflammatie	5
innervatie	3, 9
insertietendopathie	26
intrinsieke genezing	7
ischialgie	76
isometrische oefeningen	12
isotonische krachttraining	12

J

jumper's knee	56, 93
–, oefeningen	107

K

kameelrugpatella	92
krachttraining	39 e.v.

L

labrum acetabulare	78
lasertherapie	56
laterale heuppijn	67, 69 e.v., 75
leukocyten	5
lies	33 e.v.
liesblessure oefeningen	99
loge van Guyon	52
lunges	38

M

m. adductor longus	34, 35
m. extensor carpi radialis brevis	52
m. gluteus maximus	76
m. gluteus medius	64, 65, 71
m. gluteus minimus	65, 71
m. tensor fasciae latae	65, 76
m. vastus lateralis	64, 65, 71, 76
macrofagen	5
matrix	3, 9
maturatie	6
'mid-portion' tendinose	26

N
neovascularisatie 96
NSAID's 55

O
oefentherapie 11
ombouwfase 6
onderbelasting, kwaliteit pees 8
ontstekingscellen 9
ontstekingsfase 67
operatieve behandeling 11
os pisiforme 52
osteofyten 84
osteoïd osteoom 78
overload 42

P
patellapees 56
peesweefsel, opbouw van 3
perimysium 1, 2
peritenon 2
prednison 7, 8
prestatievermogen 40, 41
proliferatiefase 6, 67

Q
quinolonen 24

R
reductie-osteotomie 85, 87
rekken 57, 59
remodelleringsfase 6, 67
repetition maximum (RM) 42, 43
resorptiefase 6
reumatoïde artritis 6, 68
röntgenfoto 72
röntgenonderzoek 72
rotatorcuff 29
rotatorcuffdegeneratie 81
rotatorcuffpezen 56
rotatorcufftendinose, oefeningen 111 e.v.
ruptuur 5, 34, 81

S
self-limiting disease 58
snapping hip 78, 79
spalken 27, 56
spierkracht 45

spierpijn	40, 41
spierversterkende oefeningen	57, 59
squat	38
stepsoefeningen	38, 83
stressfractuur	78
subacromiodeltoidea	81
subgluteus medius bursa	65, 71
subgluteus minimus bursa	65, 71
supercomensatie	40, 41
symptoom van Duchenne	69
symptoom van Trendelenburg	75

T

tendinitis	5, 29, 67
tendinitis calcerea	6
tendinose	5, 7, 10
tendopathie, stadia van	4
tendopathieën	4 e.v.
tendovaginitis	6
tenniselleboog	29, 52
–, behandeling	55 e.v.
–, oefeningen	101
tenocyten	3, 4
tractus iliotibialis	64, 65, 70, 71, 76
trainingseffect	43, 44
trainingsfrequentie	43
trainingsintensiteit	42, 43
trainingsprincipes	39
Trendelenburg, symptoom van	75
trochanter major	29, 64, 70
–, pijnsyndroom	75 e.v.

U

ultrageluidtherapie	56

V

vascularisatie	3
vermoeidheid	40, 41
veroudering, kwaliteit pees	8
vrije zenuwuiteinden, verhoogde ingroei	9

W

wondgenezing, processen tijdens	6

Z

zenuwen	3
zenuwuiteinden, vrije	9
zuurstofbehoefte	3

GPSR Compliance

The European Union's (EU) General Product Safety Regulation (GPSR) is a set of rules that requires consumer products to be safe and our obligations to ensure this.

If you have any concerns about our products, you can contact us on

ProductSafety@springernature.com

In case Publisher is established outside the EU, the EU authorized representative is:

Springer Nature Customer Service Center GmbH
Europaplatz 3
69115 Heidelberg, Germany

www.ingramcontent.com/pod-product-compliance
Ingram Content Group UK Ltd.
Pitfield, Milton Keynes, MK11 3LW, UK
UKHW051238180426
11947UKWH00013B/846